KB186724

우리 가족에게 치매가 찾아왔다

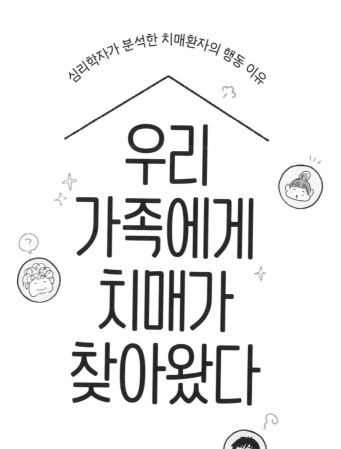

심리학자가 분석한 치매환자의 행동 이유

우리 가족에게 치매가 찾아왔다

니코 니콜슨 · 사토 신이치 지음

김형순 옮김

북하이브
BookHive

차례

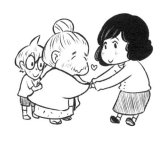

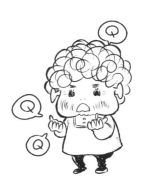

일러두기

1 우리나라 도서와 일본 도서와의 제본 방향 차이로 인해, 이 책의 만화 부분
은 읽는 방법이 조금 다릅니다.

2 페이지의 오른쪽에서 왼쪽으로, 만화 각 칸에 붙은 번호를 따라 읽어주세요.
(페이지 우측 상단 화살표 방향을 따라가시면 됩니다.)

3 만화 각 칸의 말풍선도 오른쪽부터 하나씩 왼쪽으로 읽어주세요.

4 글 부분은 일반적인 국내도서 읽기 방식으로 읽어주세요.

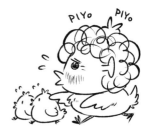

이 책의 특징

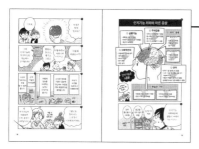

각 장의 만화

각 장의 만화는 사례와 중요 정보를 그림을 통해 알기 쉽게 소개하고 있습니다. 만화에서 언급한 개념들은 이어지는 글에서 자세히 설명합니다.

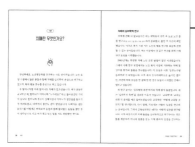

각 장의 글

만화에 이어지는 글은, 앞서 소개한 사례에 대한 자세한 설명이 담겨 있습니다. 그림과 함께 보면 좋은 부분에서는 해당 페이지를 안내하여 내용 이해를 돕습니다.

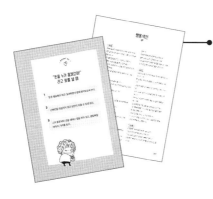

핵심 요약과 색인

각 장의 끝에는 해당 장에서 반드시 알아야 할 핵심 내용이 요약되어 있습니다. 또한 책의 뒷 부분에는 환자의 행동에 따라 참고할 수 있는 색인이 마련되어 있어, 필요한 내용을 바로 찾아 볼 수 있도록 구성되어 있습니다.

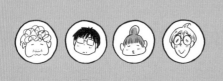

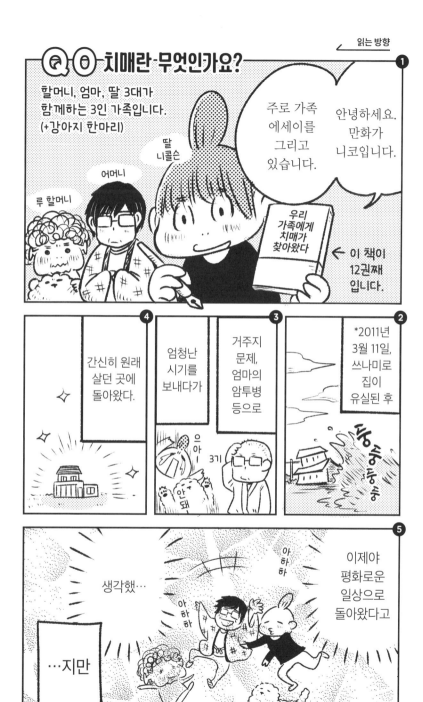

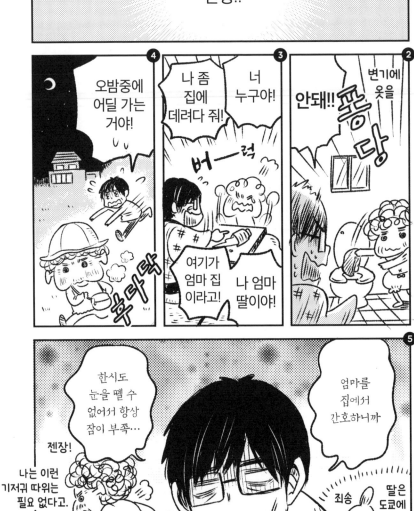

루 할머니의
치매가 급속도로
진행!!

오밤중에
어딜 가는
거야!

나 좀
집에
데려다 줘!

너
누구야!

여기가
엄마 집
이라고!

나 엄마
딸이야!

버一럭

후다닥

안돼!!

변기에
옷을

풍
당

한시도
눈을 뗄 수
없어서 항상
잠이 부족…

엄마를
집에서
간호하니까

젠장!

나는 이런
기저귀 따위는
필요 없다고.

죄송

딸은
도쿄에
거주
중

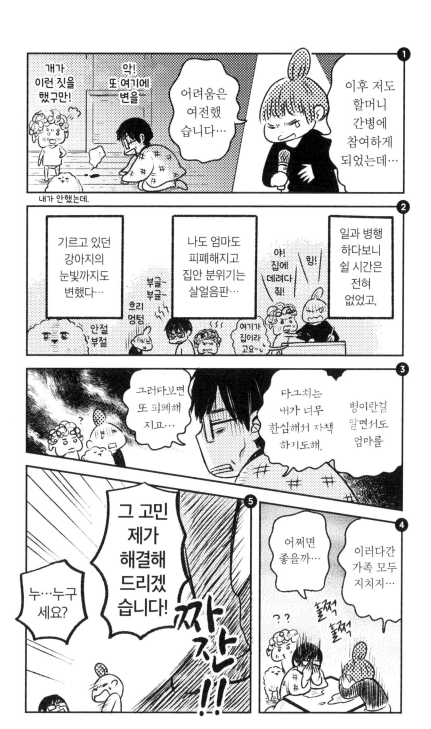

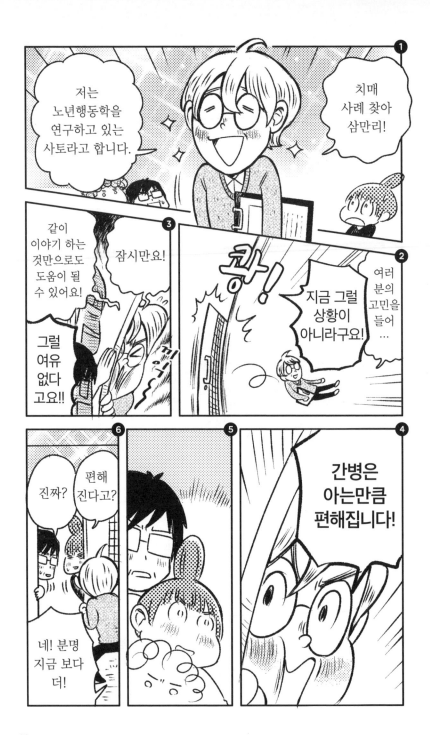

14

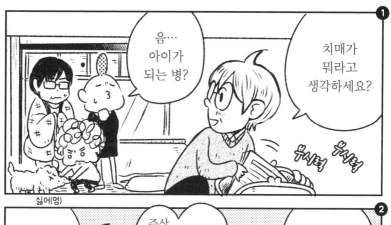

음... 아이가 되는 병?

치매가 뭐라고 생각하세요?

싫어(멍)

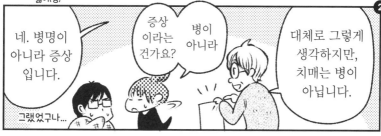

네. 병명이 아니라 증상입니다.

증상이라는 건가요?

병이 아니라

대체로 그렇게 생각하지만, 치매는 병이 아닙니다.

그랬었구나...

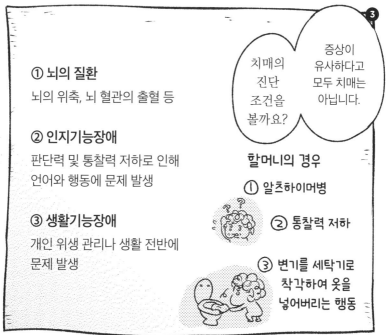

치매의 진단 조건을 볼까요?

증상이 유사하다고 모두 치매는 아닙니다.

① 뇌의 질환
뇌의 위축, 뇌 혈관의 출혈 등

② 인지기능장애
판단력 및 통찰력 저하로 인해 언어와 행동에 문제 발생

③ 생활기능장애
개인 위생 관리나 생활 전반에 문제 발생

할머니의 경우

① 알츠하이머병

② 통찰력 저하

③ 변기를 세탁기로 착각하여 옷을 넣어버리는 행동

15

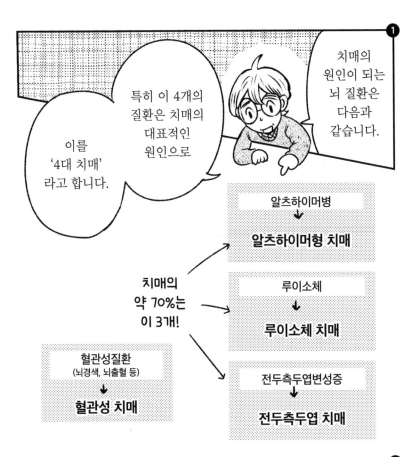

치매의 원인이 되는 뇌 질환은 다음과 같습니다.

특히 이 4개의 질환은 치매의 대표적인 원인으로

이를 '4대 치매' 라고 합니다.

치매의 약 70%는 이 3개!

알츠하이머병
↓
알츠하이머형 치매

루이소체
↓
루이소체 치매

혈관성질환
(뇌경색, 뇌출혈 등)
↓
혈관성 치매

전두측두엽변성증
↓
전두측두엽 치매

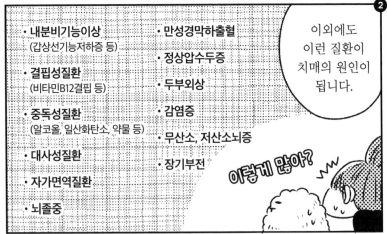

이외에도 이런 질환이 치매의 원인이 됩니다.

• **내분비기능이상**
(갑상선기능저하증 등)

• **결핍성질환**
(비타민B12결핍 등)

• **중독성질환**
(알코올, 일산화탄소, 약물 등)

• **대사성질환**

• **자가면역질환**

• **뇌졸중**

• **만성경막하출혈**

• **정상압수두증**

• **두부외상**

• **감염증**

• **무산소, 저산소뇌증**

• **장기부전**

이렇게 많아?

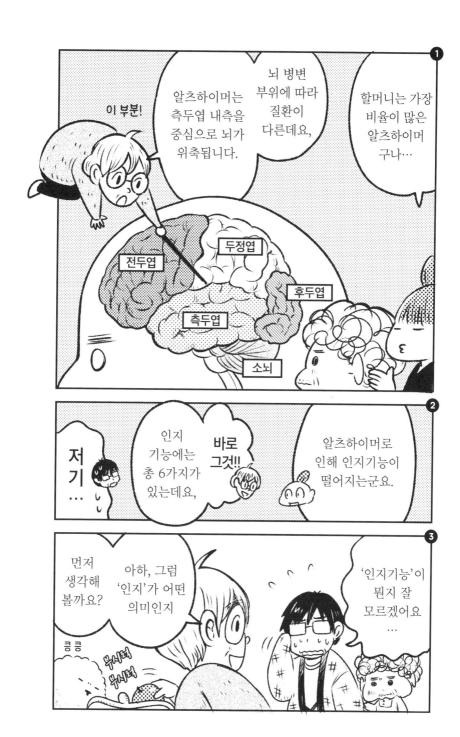

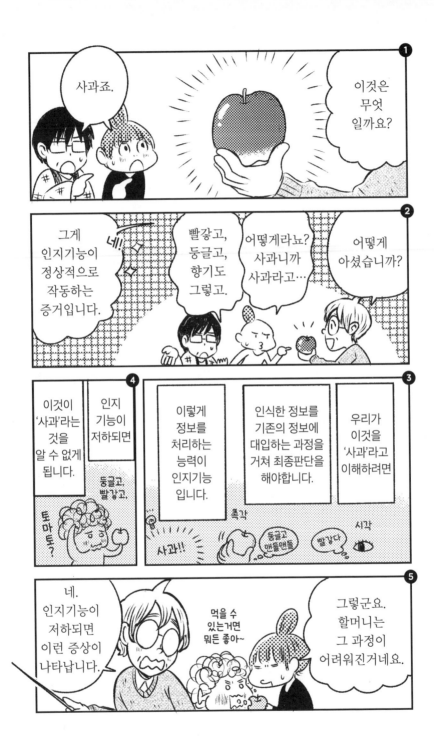

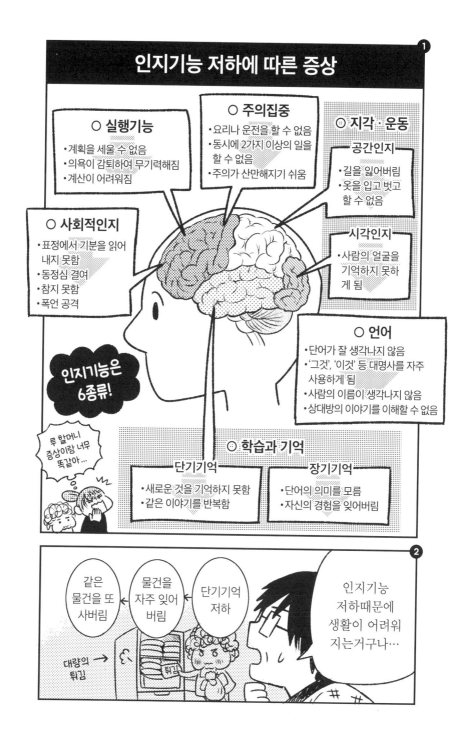

인지기능 저하에 따른 증상

○ 실행기능
- 계획을 세울 수 없음
- 의욕이 감퇴하여 무기력해짐
- 계산이 어려워짐

○ 주의집중
- 요리나 운전을 할 수 없음
- 동시에 2가지 이상의 일을 할 수 없음
- 주의가 산만해지기 쉬움

○ 지각·운동

─공간인지─
- 길을 잃어버림
- 옷을 입고 벗고 할 수 없음

─시각인지─
- 사람의 얼굴을 기억하지 못하게 됨

○ 사회적인지
- 표정에서 기분을 읽어 내지 못함
- 동정심 결여
- 참지 못함
- 폭언 공격

○ 언어
- 단어가 잘 생각나지 않음
- '그것', '이것' 등 대명사를 자주 사용하게 됨
- 사람의 이름이 생각나지 않음
- 상대방의 이야기를 이해할 수 없음

인지기능은 6종류!

루 할머니 증상이랑 너무 똑같아…

○ 학습과 기억

─단기기억─
- 새로운 것을 기억하지 못함
- 같은 이야기를 반복함

─장기기억─
- 단어의 의미를 모름
- 자신의 경험을 잊어버림

같은 물건을 또 사버림

물건을 자주 잊어 버림

단기기억 저하

인지기능 저하때문에 생활이 어려워 지는거구나…

대량의 튀김

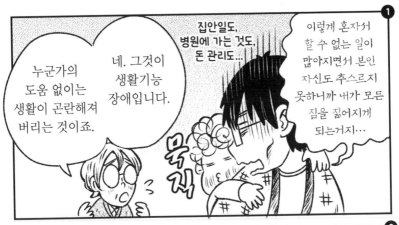

①

이렇게 혼자서 할 수 없는 일이 많아지면서 본인 자신도 추스르지 못하니까 내가 모든 짐을 짊어지게 되는거지…

집안일도, 병원에 가는 것도, 돈 관리도…

네. 그것이 생활기능 장애입니다.

누군가의 도움 없이는 생활이 곤란해져 버리는 것이죠.

묵 직

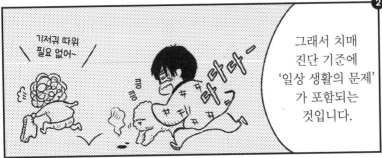

②

그래서 치매 진단 기준에 '일상 생활의 문제' 가 포함되는 것입니다.

기저귀 따위 필요 없어~

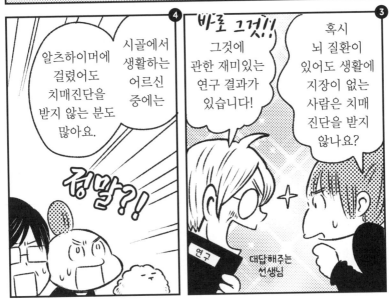

④

알츠하이머에 걸렸어도 치매진단을 받지 않는 분도 많아요.

시골에서 생활하는 어르신 중에는

정말?!

바로 그것!! 그것에 관한 재미있는 연구 결과가 있습니다!

③

혹시 뇌 질환이 있어도 생활에 지장이 없는 사람은 치매 진단을 받지 않나요?

연구

대답해주는 선생님

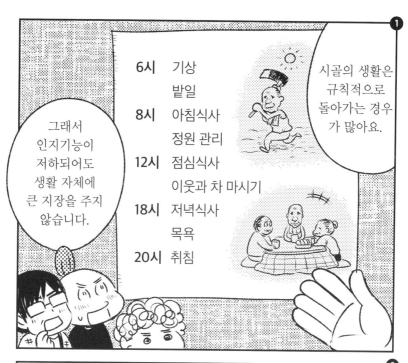

시골의 생활은 규칙적으로 돌아가는 경우가 많아요.

6시 기상
    밭일
8시 아침식사
    정원 관리
12시 점심식사
    이웃과 차 마시기
18시 저녁식사
    목욕
20시 취침

그래서 인지기능이 저하되어도 생활 자체에 큰 지장을 주지 않습니다.

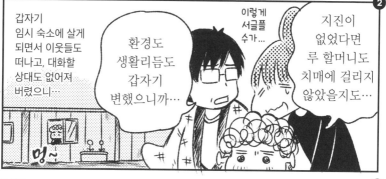

갑자기 임시 숙소에 살게 되면서 이웃들도 떠나고, 대화할 상대도 없어져 버렸으니…

환경도 생활리듬도 갑자기 변했으니까…

이렇게 서글플 수가…

지진이 없었다면 루 할머니도 치매에 걸리지 않았을지도…

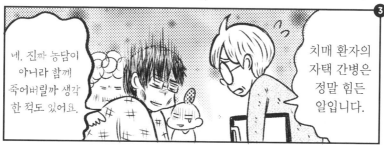

네, 진짜 농담이 아니라 함께 죽어버릴까 생각한 적도 있어요.

치매 환자의 자택 간병은 정말 힘든 일입니다.

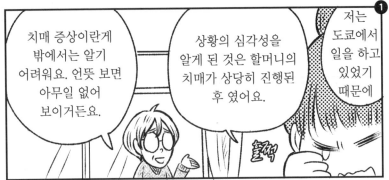

치매 증상이란게 밖에서는 알기 어려워요. 언뜻 보면 아무일 없어 보이거든요.

상황의 심각성을 알게 된 것은 할머니의 치매가 상당히 진행된 후 였어요.

저는 도쿄에서 일을 하고 있었기 때문에

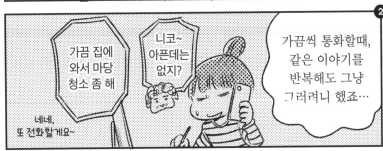

가끔 집에 와서 마당 청소 좀 해

니코~ 아픈데는 없지?

네네, 또 전화할게요~

가끔씩 통화할때, 같은 이야기를 반복해도 그냥 그러려니 했죠…

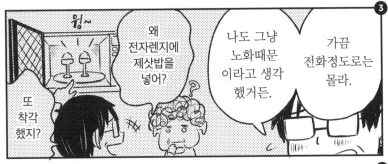

윙~

왜 전자렌지에 제삿밥을 넣어?

또 착각 했지?

나도 그냥 노화때문 이라고 생각 했거든.

가끔 전화정도로는 몰라.

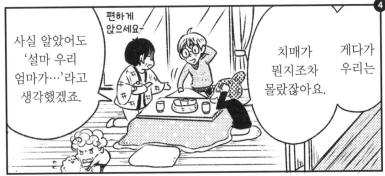

편하게 앉으세요~

사실 알았어도 '설마 우리 엄마가…'라고 생각했겠죠.

치매가 뭔지조차 몰랐잖아요.

게다가 우리는

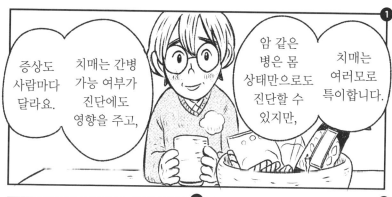

1

치매는 여러모로 특이합니다.

암 같은 병은 몸 상태만으로도 진단할 수 있지만,

치매는 간병 가능 여부가 진단에도 영향을 주고,

증상도 사람마다 달라요.

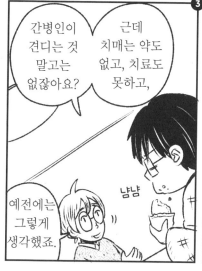

2

그래서 간병인 뿐만 아니라

가족 전체가 돌보지 않으면 정말 어렵습니다.

Care

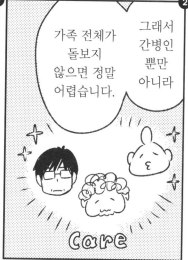

3

근데 치매는 약도 없고, 치료도 못하고,

간병인이 견디는 것 말고는 없잖아요?

냠냠

예전에는 그렇게 생각했죠.

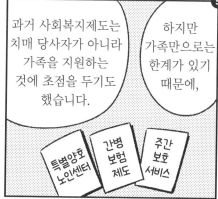

4

치매에 걸리면 나을 수 없으니 가족이 참아 낼 수 밖에 없다고…

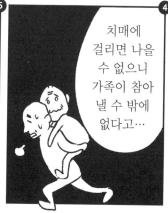

5

하지만 가족만으로는 한계가 있기 때문에,

과거 사회복지제도는 치매 당사자가 아니라 가족을 지원하는 것에 초점을 두기도 했습니다.

특별양호 노인센터

간병 보험 제도

주간 보호 서비스

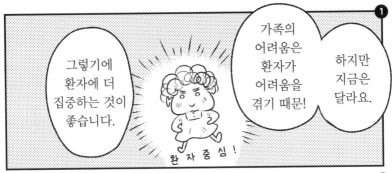

그렇기에 환자에 더 집중하는 것이 좋습니다.

환자중심!

가족의 어려움은 환자가 어려움을 겪기 때문!

하지만 지금은 달라요.

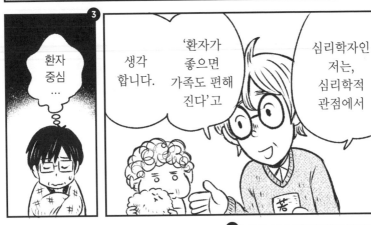

환자 중심...

생각 합니다.

'환자가 좋으면 가족도 편해진다'고

심리학자인 저는, 심리학적 관점에서

봉

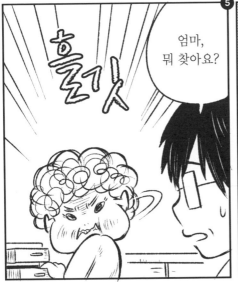

엄마, 뭐 찾아요?

홀기시

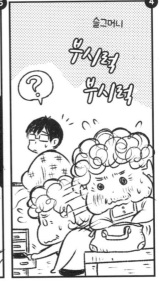

슬그머니

부시럭 부시럭

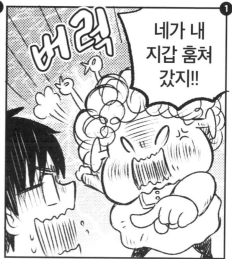

또 시작
이구만…

갓고와

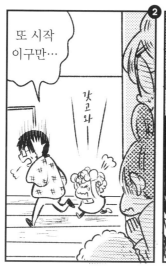

네가 내
지갑 훔쳐
갔지!!

버럭

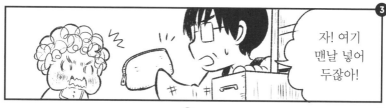

자! 여기
맨날 넣어
두잖아!

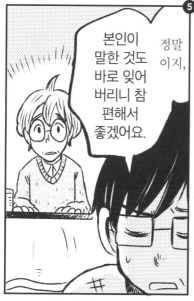

지가
훔쳐가 놓고,
뻔뻔하긴!

할머니!
엄마가 훔쳐
갈 이유가
없잖아.

이젠
익숙해졌어.
병이라니
어쩔 방법이
없잖아!

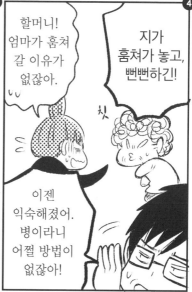

본인이
말한 것도
바로 잊어
버리니 참
편해서
좋겠어요.

정말
이지,

25

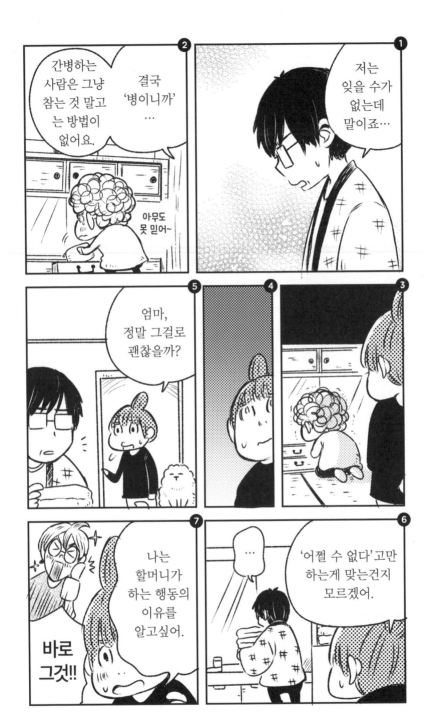

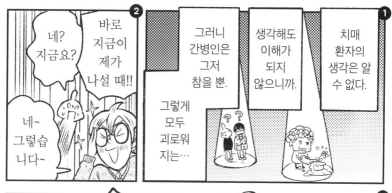

② 네?
지금요?

바로
지금이
제가
나설 때!!

네~
그렇습
니다~

① 치매
환자의
생각은 알
수 없다.

생각해도
이해가
되지
않으니까.

그러니
간병인은
그저
참을 뿐.

그렇게
모두
괴로워
지는…

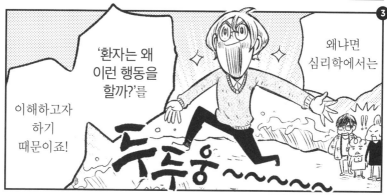

③ '환자는 왜
이런 행동을
할까?'를

이해하고자
하기
때문이죠!

왜냐면
심리학에서는

두구웅~~~~~

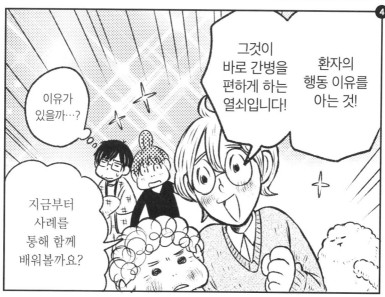

④ 환자의
행동 이유를
아는 것!

그것이
바로 간병을
편하게 하는
열쇠입니다!

이유가
있을까…?

지금부터
사례를
통해 함께
배워볼까요?

27

치매란 무엇인가요?

안녕하세요, 노년행동학을 연구하는 사토 신이치입니다. 노인 요양 시설에서 많은 분들과 함께 치매를 심리학적 관점으로 연구하고 있으며, 특히 행동 연구를 중심으로 하고 있습니다.

루 할머니처럼 저희 할머니도 치매가 있으셨습니다. 제가 초등학교 4학년 때, 할머니가 어머니께 "누구세요?"라고 물어보셨던 기억이 납니다. 할머니의 증상이 심해지면서 어머니가 집안일을 돌보기가 어려워졌고, 아버지의 불만도 같이 쌓였습니다. 나빠지는 집안 분위기를 어떻게든 바꿔보려 동생과 함께 쓸데없는 농담을 했던 것이 생각납니다. 니코 씨가 겪고 있는 일을 저도 경험했던 것이죠.

치매의 심리학적 연구

치매에 관해 더 알고싶어진 저는 대학원에 진학 후 도쿄 노인 종합 연구소(현 도쿄 건강 장수 치료 센터)에서 공부했고, 졸업 후 이곳에 취업했습니다. 이곳은 복지 시설 거주 노인의 행동 연구를 폭넓게 진행할 수 있는 곳이었습니다. 저는 이곳에서 더 깊은 연구를 위해 사례 연구 모임을 시작했습니다.

1980년대는 뚜렷한 치매 노인 간호 방법이 없던 시대였습니다. 그래서 사례 연구 모임에서는 노인 복지 시설에 거주하는 치매 및 실어증 환자의 돌봄을 연구했습니다. 이 모임은 이후 '일본노년행동과학회'가 되었습니다. 이후 제가 오사카대학으로 옮기긴 했지만, 여전히 학회 모임은 한 달에 한 번 연구 모임이 시작했던 곳에서 열리고 있습니다.

제 연구 분야는 '심리학적 측면'에서의 치매 환자 돌봄입니다. 제가 '심리학적 측면'을 강조한 이유가 있습니다. '교육학'과 '교육심리학'의 관계를 예로 들어보겠습니다. 교육학은 '어떻게 교육할 것인가?'를 연구합니다. 다시 말해, 가르치는 사람의 입장을 연구하는 분야입니다. 그러나 교육심리학은 배우는 사람의 입장을 연구합니다. 이와 마찬가지로 치매 돌봄을 심리학적으로 연구한다는 것은 돌봄 제공자가 아니라 돌봄을 받는 치매 환자의 입장을 연구하는 것이라 할 수 있습니다. 저는 치매 환자를 이해할 수 있다면, 돌봄을 담당하는 가족도 편해질 것이라 생각합니다.

치매란 무엇일까?

앞서 소개한 15페이지 치매의 정의는 DSM-5라는 미국정신의 학회의 '정신질환의 진단 및 통계 편람'을 바탕으로 한 것입니다. 2013년에 개정된 것인데, 현재 일본에서는 이보다 한 세대 전인 DSM-IV-TR과 세계보건기구(WHO)의 ICD-10(질병 및 관련 건강 문제의 국제 통계 분류)을 사용하고 있습니다. 2018년 6월에 ICD-11이 발표되었고, 2019년 5월 세계보건기구 총회에 제출되었는데, ICD-11의 치매 진단 기준은 DSM-5를 참고로 변경한 것이라 이후 세계적인 진단 기준으로 활용될 것입니다.

다양한 치매 진단 기준이 있지만, 치매 진단에서 중요한 것은 '일상생활의 어려움' 여부 입니다. '뇌 질환', '인지 기능의 문제', '일상생활의 어려움'이 모두 있어야 치매로 진단됩니다. 즉, 생활에 문제가 없다면 치매가 아닌 것입니다. 하지만 생활에 문제가 있어 치매로 진단이 된다 해도 이를 의학적으로 해결할 수 없습니다. 그렇기에 치매는 돌봄 지원을 진단 기준에 포함한 매우 특이한 병이라 할 수 있습니다.

　만화에서는 뇌의 질환이 있음에도 치매로 진단받지 않은 경우를 소개했지만, 인지기능의 저하와 생활의 지장이 있음에도 치매 진단을 받지 않는 경우도 있습니다. 예를 들어, '폐용증후군에 의한 치매 증상'처럼, 과도한 안정 상태가 계속되어 인지기능의 저하가 나타나는 경우입니다. 또 '섬망'의 경우는 뇌의 문제로 인해 갑자기 이상한 말을 하거나 의식이 몽롱해지는 상태가 일어나며 흥분을 동반하는 증상을 보이는데, 이는 치매 환자에게도 나타나는 증상이지만 섬망이 치매 진단에 영향을 주는 것은 아닙니다. 그 외에 노인 우울증도 인지기능의 장애를 증상으로 하는데, 이를 '가성치매'라고 합니다. 하지만 이는 항우울제 복용 등의 방법으로 개선되기 때문에 치매로 진단하지 않습니다.

치매예비군을 포함하면 일본에만 천만 명

　아직 '병'이라고 할 수는 없지만, 뇌의 어떤 질환에 의해 인지기능에 장애가 있으나 생활에는 문제가 없는 상태를 DSM-5에서는 '경도인지장애'Mild Cognitive Impairment, MCI라고 합니다. 이 증상은 치매로 발전할 가능성이 높으며, 5년 간의 추적 연구 결과에 따르면 최대

절반의 경우 치매로 발전합니다. 그래서 이런 증상을 보이는 사람을 '치매예비군'이라고 합니다.

2012년 자료에 따르면, 일본에는 약 400만 명의 경도인지장애 환자가 있으며, 같은 해 치매 환자는 약 462만 명이었습니다. 일본 후생노동성은 65세 이상의 치매 발병률을 약 15%로 보는데, 이를 적용한다면 2018년까지 치매 환자는 약 530만 명으로 늘어나게 됩니다. 경도인지장애 역시 약 460만 명으로 늘어나게 되는데, 이를 모두 합치면 인지기능 저하를 겪는 사람이 일본에만 약 1,000만 명 가량 되는 것입니다. 세계보건기구의 치매 진단 기준 개정안이 2019년 5월 승인되었기 때문에, 앞으로는 경도인지장애도 질병으로 인정될 수 있습니다. 이제 의학계는 1,000만 명의 치매 환자를 어떻게 대응할 것인지를 고민해야 할 것입니다.

인지 기능이란?

만화에서 사과를 본 니코 가족들은 '빨갛고, 동그랗고, 향기가 나므로 이것은 사과다.'라고 판단했습니다. (18페이지 참조) 사과를 보고 '빨갛다', '달콤한 냄새가 난다', '맨들맨들하다'라고 아는 것을 '지각', 이 정보를 종합하여 사과라고 이해하는 것을 '인지'라고 합니

다. 그리고 이렇게 지각한 정보를 종합하고 인지하는 능력을 '인지 기능'이라고 합니다. (그림 1)

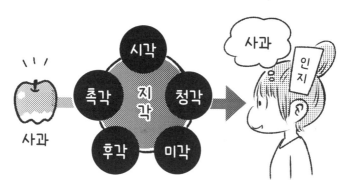

그림 1. 지각과 인지의 차이

치매와 관련이 있는 인지 기능은 19페이지에서 설명한 것처럼 복잡성주의, 실행, 학습과 기억, 언어, 지각·운동, 사회적 인지 기능이 있습니다. 이 기능에 장애가 생기면 건망증, 판단력 저하, 지남력장애, 언어장애 등의 증상이 나타납니다. 다음 장에서 루 할머니의 행동을 예로 들어 설명하겠습니다.

원인 질환과 인지기능장애의 관계

19페이지의 그림처럼 뇌의 각 부분은 각각의 인지 기능을 담당하고 있습니다. 원인 질환에 따라 손상된 부분도 다르기 때문에, 인지기능장애 양상도 다릅니다.

제가 치매 연구를 시작한 1980년대 원인 질환의 대부분은 혈관성으로, 주로 뇌출혈 후유증이었습니다. 뇌졸중 발작이 일어나면 몸에 마비가 오는데, 그 발작이 반복되어 치매가 오는 것입니다. 뇌졸중 발작으로 인해 오른쪽 마비가 온 사람은 좌뇌 손상으로 인해 실어증이 될 가능성이 높아지게 됩니다. 운동성 언어 중추가 있는 좌뇌가 영향을 받으면 몸의 우측을 움직이기 어렵게 되고, 말을 할 수 없게 되는 것입니다.

최근에는 지속적인 약품 개발로 혈관장애가 심해지지 않게 되고, 평균 수명 또한 늘어나면서 알츠하이머 질환이 늘고 있습니다. 알츠하이머의 경우 일화기억을 관장하는 측두엽이 위축되기 때문에 직전에 있었던 일을 기억하는 것이 어려워집니다. (기억 저하에 관한 내용은 2, 3장에서 다루고 있습니다.)

루이소체 질환은 사물을 보는 부분, 전두측두엽 변성증은 감정에 관한 부분의 손상이 일어나기 때문에, 손상에 따라 나타나는 증상이 크게 달라집니다. 그래서 최근에서는 '치매'라는 범주로 묶지 않

고 원인 질환마다 진단 및 치료를 다르게 해야 한다는 의견이 많아
지고 있습니다.

노화에 따른 건망증과 치매의 차이

치매 진단 방법은 먼저 진단 기준에 따른 검사를 수행하고, 이 점
수가 낮다면 MRI를 찍거나, 전문가를 연결해주는 것이 일반적입니
다. 이후 전문가가 MRI에서 뇌의 이상을 발견하게 되면 치매로 진
단합니다.

일상생활에 지장이 없는 경도인지장애는 진단이 특히 어렵습니
다. 기억력에 문제가 있는 경우, 실제 치매로 인한 기억장애일 수 있
지만, 노화에 따른 기억력 감퇴일 수 있기 때문입니다.

이를 구분하는 간단한 방법이 있습니다. '생각이 나지 않았다'는
것은 노화로 인한 건망증, '기억이 없다'는 알츠하이머 치매의 가능
성이 있는 것으로 보는 것입니다. '아… 단어가 생각나지 않는데…'
하는 경우는 노화에 따른 건망증입니다. 노화에 따른 건망증은 운
전면허를 갱신할 때 진행하는 기억 검사와 같은 상황에서 힌트를
보면 대답할 수 있습니다. 그림을 본 후 어떤 것이 있었는지 생각해
내는 테스트에서 '악기는 없었습니까?'라는 질문에 '오르간이 있었

습니다'라고 대답할 수 있는 사람은 기억력에 문제가 없는 사람입니다. 힌트가 없을 때 답을 말하기가 어려운 이유는 단지 노화에 따른 인지 기능 저하로 답이 인출 되지 않았기 때문입니다. 그러나 힌트를 봐도 기억하지 못하거나 '악기'와 '오르간'을 연관 짓지 못하면 치매입니다.

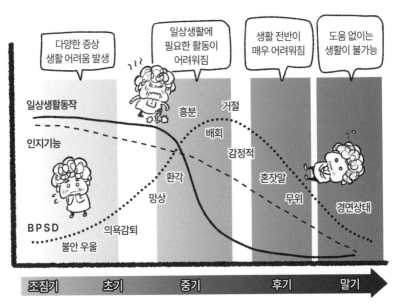

그림 2. 알츠하이머형 치매에 나타나는 증상(니시카와 타카시, 2010 참조)

이상하다고 생각된다면

니코 가족은 루 할머니가 변기에 빨랫감을 넣거나, 전자레인지 안에 제삿밥을 넣어 놓는 것을 단지 노화 때문이라고 생각했습니다.

확실히 노화와 치매를 구분하는 것은 쉽지 않습니다. 그러나 치매 진단 기준에 '일상생활의 어려움'이 있다는 것을 생각해 본다면, 어딘가 이상함을 느꼈을 때 병원에서 상담을 받아보는 것이 좋습니다. 요즘에는 많은 의사들이 치매에 대한 교육을 받고, 진료 경험을 가지고 있기 때문에 환자와 가족에게 도움이 되는 지식을 갖추고 있습니다. 치매 진단에는 MRI가 필수이기 때문에 필요하다면 다른 병원에 연계하는 것도 가능합니다.

치매 관련 진단은 신경과와 정신과에서 진행합니다. 신경과에서는 '알츠하이머', '루이소체' 등 치매의 원인이 되는 뇌장애를 진단하고, 정신과에서는 '알츠하이머형 치매', '루이소체형 치매' 등 행동장애를 포함한 치매 증상을 진단한다는 차이가 있습니다. 최근에는 정신과에 가는 것에 부담을 느끼는 사람들을 위해 '마음 클리닉'과 같이 순화된 명칭을 쓰는 병원도 있으며, '건망증 전문 병원'도 있습니다.

가까운 치매안심센터를 활용하시는 것도 추천합니다. 치매안심센터는 각 지역마다 있으며, 치매와 관련된 전문가들이 상주하고 있습니다. 치매 환자뿐만 아니라 간병 등의 정보나 지원이 필요하다면 가장 먼저 찾아가 상담해 볼 곳입니다.

치매 환자는 가끔 방문하는 친척이나 손님이 보기에는 문제가 없어 보일 수 있습니다. 하지만 반대로 오랜만에 찾아온 사람이 변화를 알아채고 발견하는 경우도 있습니다. 이런 경우에도 즉시 병원 등을 통해 상담을 받으시기 바랍니다.

치매의 경우, 가족에게 간병을 받는 것이 좋다고 생각해서 집에서 모시려는 경우가 많습니다. 가족 외에는 특별히 돌볼 수 있는 사람이 없다는 생각을 하는 경우도 있습니다. 하지만, 힘들수록 혼자 해결하려 하지 말고, 병원이나 친척, 지역 사회에 상황을 공유하는 것이 매우 중요합니다.

Q1

"누가 돈을 훔쳐갔어!", "도둑이 들었어!"라고 말하는 이유는?

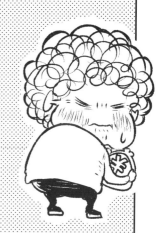

생각할 수 있는 원인

기억장애; *지남력장애; 논리적 사고 장애

발생 빈도를 늘리는 요인

불안감; 고독감; 소외감; 불신감

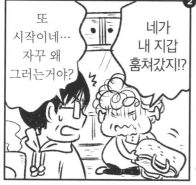

또 시작이네… 자꾸 왜 그러는거야?

네가 내 지갑 훔쳐갔지!?

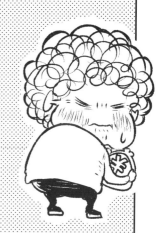

지갑이 없어졌어!

아ー악

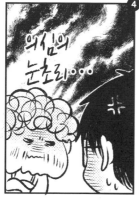

의심의 눈초리…

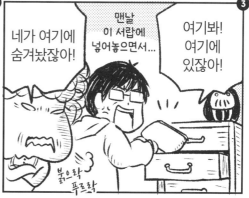

네가 여기에 숨겨놨잖아!

맨날 이 서랍에 넣어놓으면서…

여기봐! 여기에 있잖아!

붉으락 푸르락

---

* 시간과 공간 등에서 자기 위치를 파악하는 능력에 문제가 생기는 것을 말합니다. 7장에서 자세히 설명하고 있습니다.

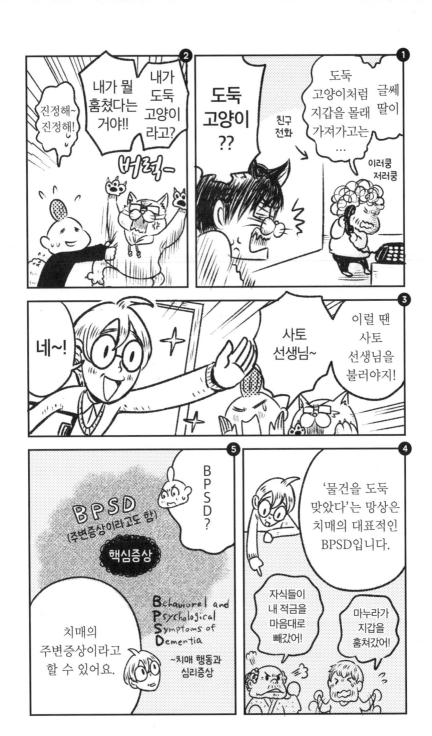

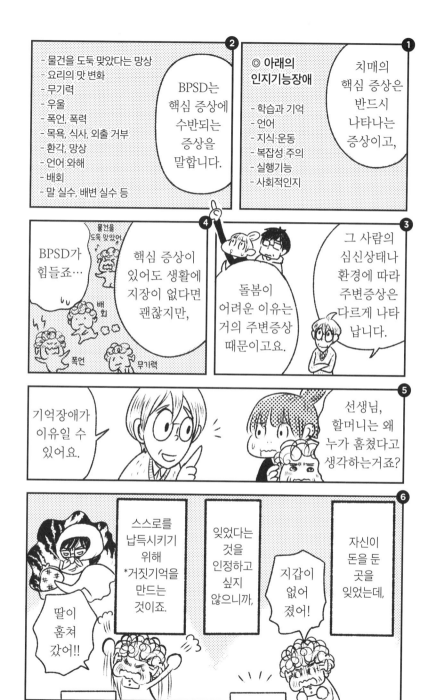

* 실제로 일어나지 않은 일을 생각해버리는 현상.

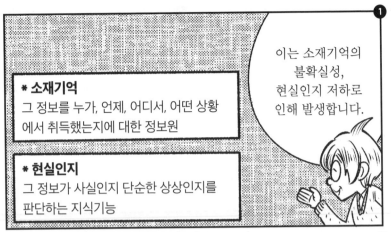

❶

이는 소재기억의
불확실성,
현실인지 저하로
인해 발생합니다.

* 소재기억
그 정보를 누가, 언제, 어디서, 어떤 상황
에서 취득했는지에 대한 정보원

* 현실인지
그 정보가 사실인지 단순한 상상인지를
판단하는 지식기능

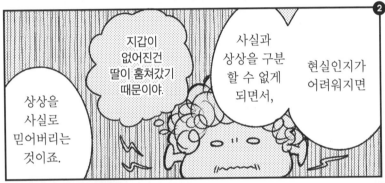

❷

지갑이
없어진건
딸이 훔쳐갔기
때문이야.

사실과
상상을 구분
할 수 없게
되면서,

현실인지가
어려워지면

상상을
사실로
믿어버리는
것이죠.

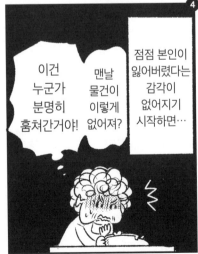

❸

요즘
왜 이렇게
물건을 자주
잃어버리지?

치매
초기
단계에는

라고
생각하고
말지만,

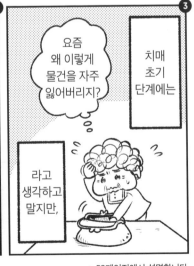

❹

이건
누군가
분명히
훔쳐간거야!

맨날
물건이
이렇게
없어져?

점점 본인이
잃어버렸다는
감각이
없어지기
시작하면…

* 53페이지에서 설명합니다.

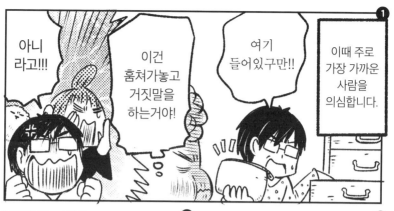

아니라고!!!

이건 훔쳐가놓고 거짓말을 하는거야!

여기 들어있구만!!

이때 주로 가장 가까운 사람을 의심합니다.

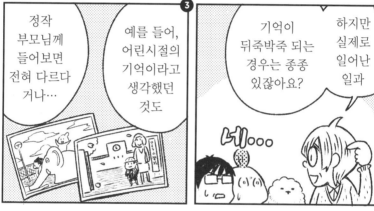

하지만 실제로 일어난 일과

기억이 뒤죽박죽 되는 경우는 종종 있잖아요?

네000

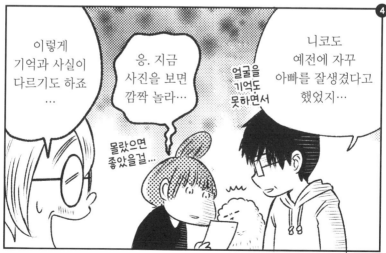

정작 부모님께 들어보면 전혀 다르다거나…

예를 들어, 어린시절의 기억이라고 생각했던 것도

이렇게 기억과 사실이 다르기도 하죠…

응. 지금 사진을 보면 깜짝 놀라…

몰랐으면 좋았을걸…

얼굴을 기억도 못하면서

니코도 예전에 자꾸 아빠를 잘생겼다고 했었지…

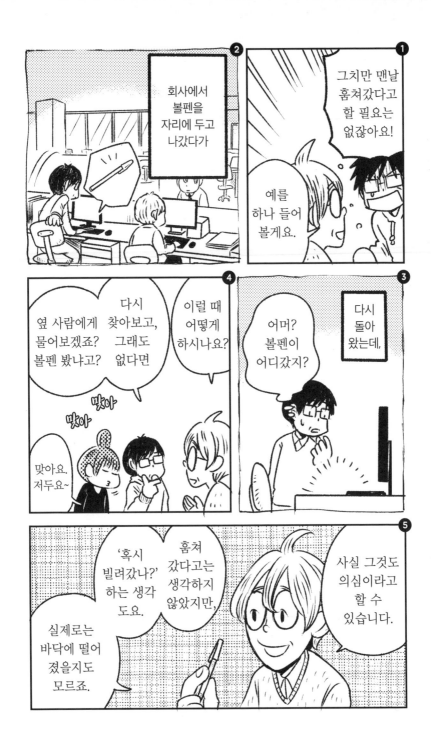

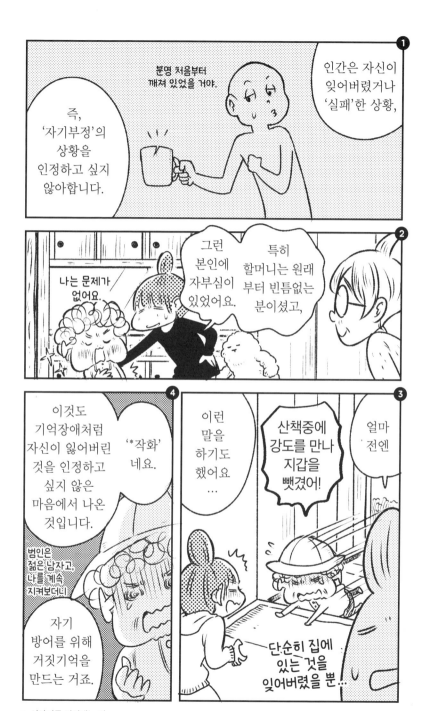

* 이야기를 지어내는 것

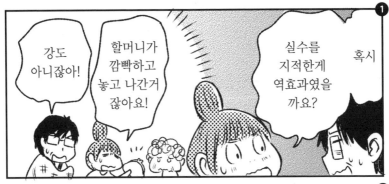

1

강도 아니잖아!

할머니가 깜빡하고 놓고 나간거 잖아요!

혹시 실수를 지적한게 역효과였을 까요?

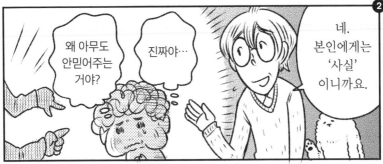

2

왜 아무도 안믿어주는 거야?

진짜야…

네. 본인에게는 '사실' 이니까요.

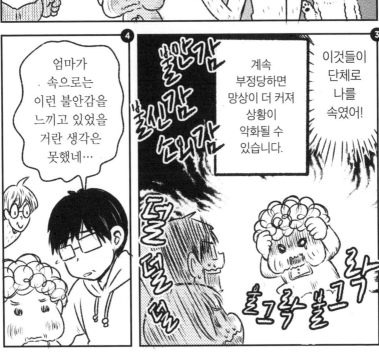

4

엄마가 속으로는 이런 불안감을 느끼고 있었을 거란 생각은 못했네…

3

이것들이 단체로 나를 속였어!

계속 부정당하면 망상이 더 커져 상황이 악화될 수 있습니다.

불안감 불신감 소외감

덜 덜 덜

울그럭 불그럭

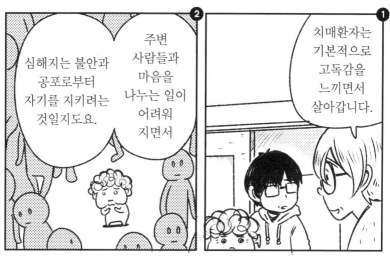

① 치매환자는 기본적으로 고독감을 느끼면서 살아갑니다.

② 주변 사람들과 마음을 나누는 일이 어려워 지면서

심해지는 불안과 공포로부터 자기를 지키려는 것일지도요.

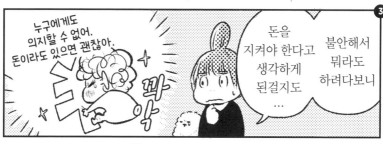

③ 돈을 지켜야 한다고 생각하게 된걸지도 …

불안해서 뭐라도 하려다보니

누구에게도 의지할 수 없어. 돈이라도 있으면 괜찮아.

꽉 악

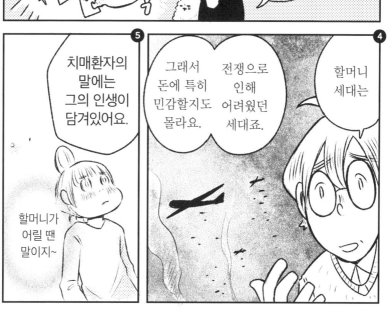

④ 할머니 세대는

전쟁으로 인해 어려웠던 세대죠.

그래서 돈에 특히 민감할지도 몰라요.

⑤ 치매환자의 말에는 그의 인생이 담겨있어요.

할머니가 어릴 땐 말이지~

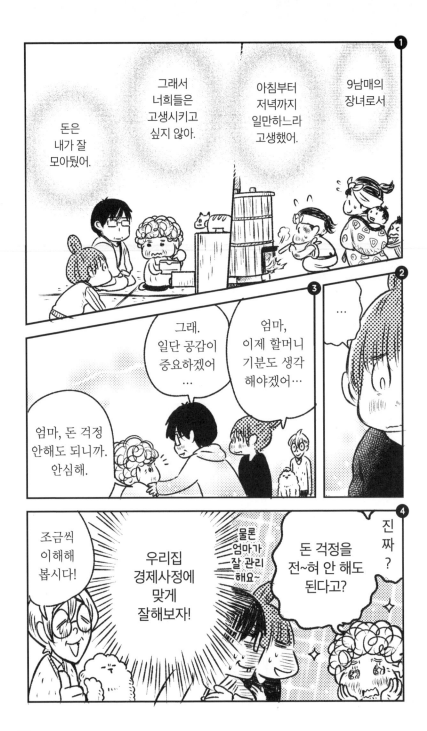

POINT 01

"돈을 누가 훔쳐갔어!"
라고 화를 낼 때

1

'돈은 중요하다'라고 동의하면서 함께 찾아보도록 한다.

2

간병인을 의심하지 않고 본인이 찾을 수 있게 한다.

3

너무 흥분되어 있을 때에는 말을 하지 말고, 잠잠해질
때까지 거리를 둔다.

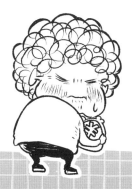

"누가 돈을 훔쳐갔어!", "도둑이 들었어!"라고 말하는 이유는?

'물건을 도둑맞았다는 망상'은 치매환자에게 자주 나타나는 증상입니다. 루 할머니는 간병을 하는 어머니가 자신의 지갑을 훔쳐갔다고 생각하여 어머니를 비난하거나, 주변 사람들에게 피해를 호소했습니다. 이처럼 가장 가까이서 간병하는 사람이 의심의 대상이 되기 때문에 가족들의 입장에서는 더 화가 나기도 하고, 그래서 관계가 악화되기도 합니다.

핵심증상과 주변증상

40페이지에서 소개한 핵심증상과 주변증상(BPSD)을 알아보겠습니다. 핵심증상은 17페이지의 그림과 같이 뇌 병변에 따른 증상입니다. 핵심증상은 인지 기능 저하의 원인으로, 학습과 기억, 언어, 지각·운동, 복잡성주의, 실행기능, 사회적 인지 장애를 수반합니다.

한편 주변증상(BPSD)은 인지기능장애로 인한 행동적, 심리적 스트레스가 원인이 되는 증상을 말합니다. Behavioral and Psychological Symptoms of Dementia의 약자로 '치매의 행동심리증상'이라고 부릅니다. (그림 3, 52p)

정신의학은 주로 핵심증상을 연구하기 때문에, 주변증상에 대한 연구가 상대적으로 적은 편입니다. 하지만 니코 가족처럼 간병을 하는 사람들이 겪는 실질적 어려움은 바로 이 주변증상 때문입니다.

주변증상은 행동증상과 심리증상으로 나눌 수 있습니다. 심리증상은 우울증이나 자발성 저하, 불안, 초조, 환각, 망상 등 정신의학의 영역입니다. 그래서 정신과에서 약을 처방받아 복용하면 어느정도 증상을 완화시킬 수 있습니다.

그러나 자주 나타나는 행동증상은 원인을 찾기가 어렵습니다. 폭언이나 폭력, 과잉 행동·배회, 이상 식이행동과 성적 행동 등 평상시와 다른 행동들이 행동증상의 영역에 포함되지만, 이 행동 중 가장 많이 나타나는 '배회'조차도 현재 치료 방법이 없습니다. 일부에서는 행동증상의 명칭이 편견을 조장한다는 비판도 있습니다. 8장에

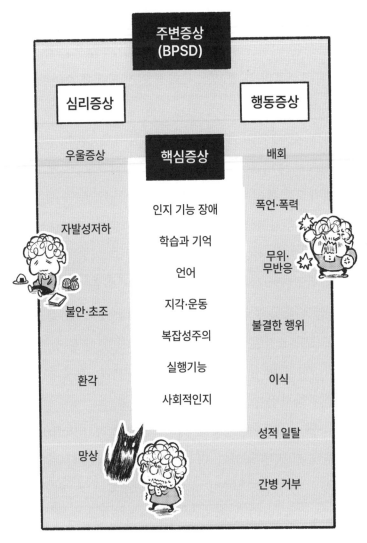

그림 3. 핵심증상과 주요 주변증상(BPSD)

서 이에 대한 이야기를 더 해보도록 하겠습니다.

신체적 원인, '기능 저하'

만화에서 말한 것처럼, 도둑맞았다는 망상은 현실인지기능의 저하와 소재기억의 불확실성이 원인입니다. 현실인지기능은 어떤 정보가 사실인지 상상인지를 판단하는 인지기능입니다. 사실인지 아닌지 판단을 하기 위해서는 그 정보를 언제, 어디에서, 누구에게, 어떤 상황에서 얻었는지를 기억해야 합니다. 이 기억을 소재기억이라고 합니다. 하지만 치매에 걸리면 기억하는 것 자체가 어려워지고, 지남력장애로 인해 언제, 어디에서, 누가 했다는 정보를 인식하는 것이 거의 불가능해지기 때문에 소재기억이 불확실해집니다. (지남력장애는 7장에서 설명합니다.)

이처럼 기억에 문제가 생기고, 현실과 기억을 대조하여 사실인지 아닌지를 판단하는 현실인지기능이 약해지기 때문에, 바른 판단이 당연히 어려워집니다.

심리적 원인, '자기방어'

도둑 맞았다는 망상의 심리적인 원인은 '자기방어'입니다. 치매 환자의 이야기를 잘 들어보면, 돈 외에도 밥과 관련한 이야기가 많습니다. 돈과 밥은 모두 삶과 관련된 것입니다. 따라서 이를 확실하게 하고 싶은 마음, 잃고 싶지 않다는 자기방어의 마음이 망상으로 이어지는 것이라고 생각해볼 수 있습니다.

'남편이 바람이 났다'거나 '방에 모르는 남자가 들어왔다'는 망상은 여성에게 주로 나타납니다. 이것 역시 현실인지가 어려워진 상황에서 나타나는 자기방어 반응이라고 볼 수 있습니다. 이처럼 망상은 그 사람의 마음속 깊은 곳에 숨겨둔 어떤 공포가 원인이 되는 경우라고 볼 수 있습니다.

가까운 주변 사람을 의심하는 이유

치매환자의 행동 이유를 알게 되었다고 해도, 막상 의심을 받는 것은 속상하고 억울한 일입니다. 그런데 사실 가장 가까이서 힘들게 간병하는 사람을 의심하는 이유는 단지 '가까이 있기 때문'입니다. 치매 환자는 계속 지갑이 없어진다고 생각하기 때문에 항상 곁에 있는 사람 혹은 자기와 가장 가까이 있는 사람을 의심하고, 그 의심을 그대로 사실이라 믿고 맙니다. 또 치매 환자는 사람의 마음을 이해하는 능력이 떨어지기 때문에, 간병인이 느끼는 괴로움을 헤아릴 수 없습니다. 그래서 간병인은 괴롭지만 그저 웃을 수 밖에 없는 것입니다. (저는 이것을 '마음 이론'을 잃어버렸기 때문이라고 생각합니다. 자세한 설명은 10장에서 다루도록 하겠습니다.)

특히 여성 치매 환자는 아들 자랑을 하는 경우가 많습니다. 하지만 니코 가족처럼 주로 간병은 딸이 담당하는 경우가 더 많습니다. 이때 간병인은 '엄마는 나보다 아들이 더 좋은가 봐', '내가 이렇게 고생을 하는데 의심하기만 해'라고 생각할 수 있습니다. 하지만 그것은 오해입니다. 그것은 치매 환자의 진심이 아닌, 상황의 문제일 뿐입니다.

루 할머니는 친척이나 가까운 사람에게 '딸이 돈을 훔쳐갔다'고 말하는데, 이처럼 간병인을 나쁘게 말하는 것도 심리적인 측면이 있습니다. 예를 들면 제삼자(자녀, 혹은 니코 씨)에게 강한 애착이나 집착을 하는 경우, 딸을 나쁘게 말하는 것으로 제삼자와 유대감을 형성하려는 것입니다. 반대로 간병해주는 딸에게 관심을 받고 싶어서 일부러 나쁜 말을 하는 경우도 있습니다. 이를 통해 루 할머니는 고독이나 소외감을 크게 느끼고 있다고 생각해볼 수 있습니다. 만화에서도 설명한 것처럼, 치매환자는 타인의 마음을 헤아리기 어렵기 때문에 고독감을 느낍니다. 그렇기에 딸에게 나쁜 말을 하는 것은 지금 자신이 얼마만큼 힘든 상황인지, 자신의 환경에 불만을 나타내고자 하는 것일지도 모릅니다.

치매와 약

마지막으로 치매와 약의 관계를 살펴보겠습니다. 앞에서 '배회를 낫게 하는 약은 없다'고 했지만, 간혹 배회 증상을 경감시키기 위해 향정신성의약품을 처방하는 경우가 있습니다. 이 약은 행동 수준을 떨어뜨려 활발하게 움직이지 않도록 하는 약이지만, 사실 배회를 없애는데 직접적인 효과가 있는지는 밝혀지지 않았습니다. 그래서 일본 노인정신의학회에서는 치매의 주변증상 완화를 위해 향정신성의약품을 처방하는 것을 권고하지 않습니다. 이유는 약으로 치매 환자의 행동 수준을 낮추는 것은 '사람다움'을 잃게 하는 것이고, 향정신성의약품이 치매 환자의 수명을 줄일 위험성이 있기 때문입니다. 게다가 향정신성의약품에 관한 약사들의 입장이 서로 다르다는 것도 문제입니다. 니코 씨에 따르면, 루 할머니는 매일 20종류 정도의 약을 복용했다고 합니다. 그런데 시설에 가보니 신기하게도 10종류 이상의 약을 복용하고 있는 사람은 없었습니다. 또 어떤 치매

임상 전문가는 '세 가지 약만 처방한다고 해도, 그 상호작용을 알 수 없다'고 말하기도 합니다.

약을 멈춰보기

과거 연구했던 사례 중, 약을 매우 많이 복용하는 환자가 있었습니다. 그래서 정신과 전문의와 상의 후 모든 약을 중단하도록 했고, 나타나는 증상에 따라 필요한 약만 투여하는 방식으로 변경했습니다. 결과적으로 이 환자는 매우 건강해졌습니다. 활기도 없고, 말도 없고, 일어서지도 못하던 환자가 이야기를 할 수 있게 되고, 다양한 일을 스스로 할 수 있게 되었습니다. 물론 활동이 가능해지면서 또 다른 부상 위험이 생기긴 했지만, 이것은 필요한 조치가 가능한 수준이었습니다.

이처럼 약을 중단하는 것은 모험일 수 있지만, 생각해볼 수 있는 중요한 일입니다. 물론 약을 중단하면 증상이 악화되는 사람도 있을 수 있기 때문에 주치의의 소견은 반드시 필요합니다.

현재는 정신과 의사와 내과 의사가 각각 진단하고 약을 처방하기 때문에, 약의 수가 많아질 수 밖에 없습니다. 그리고 의사는 '돌봄'을 담당하지는 않기 때문에 진단과 처방 외의 결정에 관여하기는 어렵습니다. 간혹 의사가 간병인의 부담을 생각해서 약을 처방하는 경우도 있을 수 있습니다.

앞으로 노인 의료 전문가를 양성하고 환자 개인에게 맞는 치료와 돌봄이 무엇인지를 파악하여 적절한 돌봄과 투약이 이루어질 수 있도록 하는 것이 치매 환자에 대한 의료적 대응이 되어야 할 것입니다.

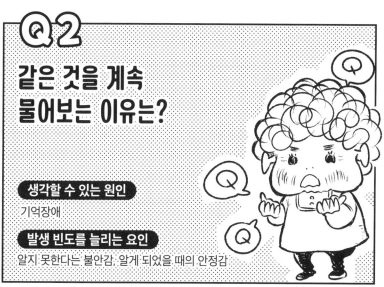

Q2

같은 것을 계속 물어보는 이유는?

생각할 수 있는 원인

기억장애

발생 빈도를 늘리는 요인

알지 못한다는 불안감, 알게 되었을 때의 안정감

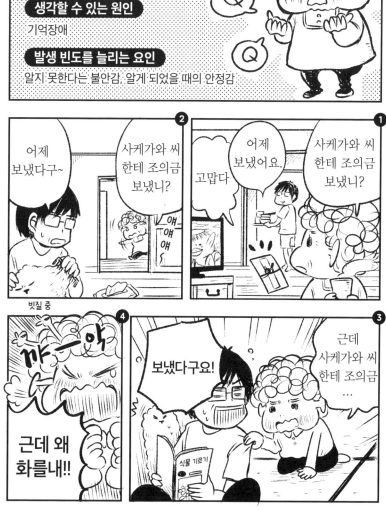

①

사케가와 씨 한테 조의금 보냈니?

어제 보냈어요.

고맙다

②

사케가와 씨 한테 조의금 보냈니?

어제 보냈다구~

애 애 애

빗질 중

③

근데 사케가와 씨 한테 조의금 …

보냈다구요!

④

꺄—악

근데 왜 화를내!!

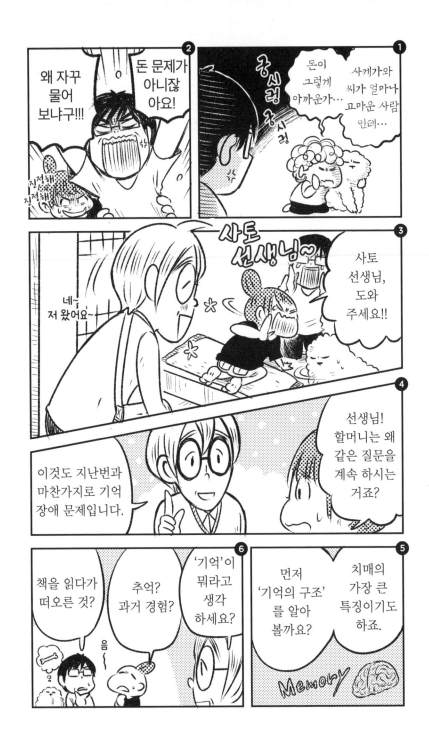

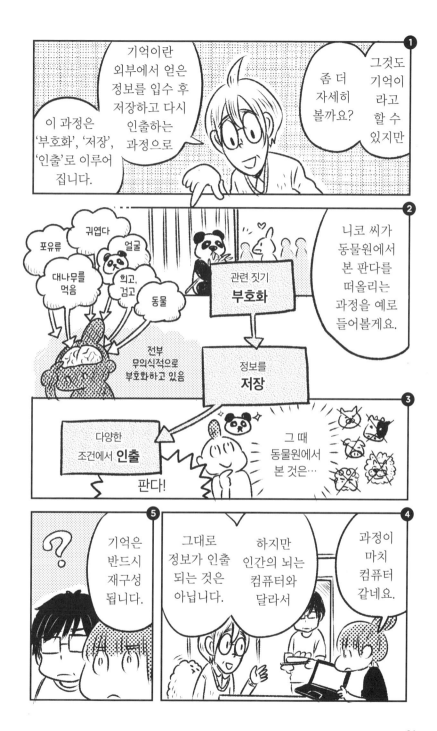

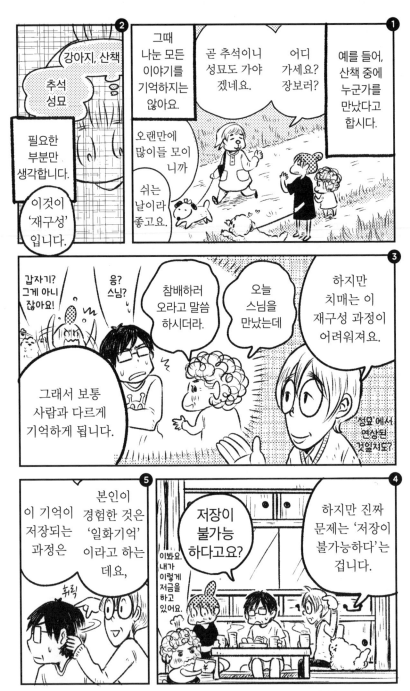

① 예를 들어, 산책 중에 누군가를 만났다고 합시다.

어디 가세요? 장보러?

곧 추석이니 성묘도 가야겠네요.

그때 나눈 모든 이야기를 기억하지는 않아요.

오랜만에 많이들 모이니까

쉬는 날이라 좋고요.

② 강아지, 산책

추석 성묘

응

필요한 부분만 생각합니다.

이것이 '재구성' 입니다.

③ 하지만 치매는 이 재구성 과정이 어려워져요.

오늘 스님을 만났는데

참배하러 오라고 말씀 하시더라.

응? 스님?

갑자기? 그게 아니 잖아요!

성묘에서 연상된 것일지도?

그래서 보통 사람과 다르게 기억하게 됩니다.

④ 하지만 진짜 문제는 '저장이 불가능하다'는 겁니다.

저장이 불가능 하다고요?

이봐요. 내가 이렇게 저금을 하고 있어요.

⑤ 이 기억이 저장되는 과정은

본인이 경험한 것은 '일화기억' 이라고 하는데요,

뉴릭

* 재구성에 문제가 일어나는 이유는 42페이지를 참고해 주세요.
* 기억의 자세한 분류는 3장을 참고해 주세요.

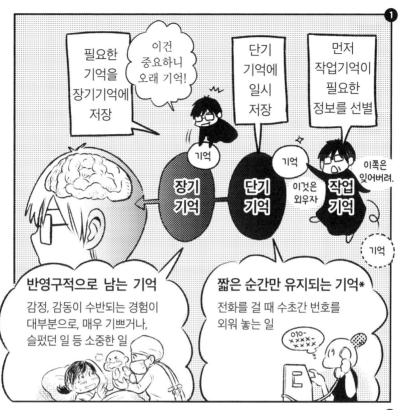

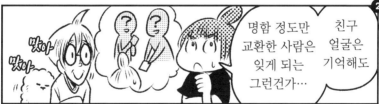

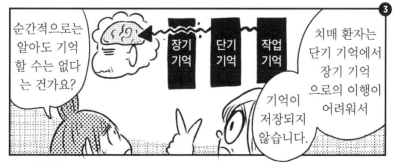

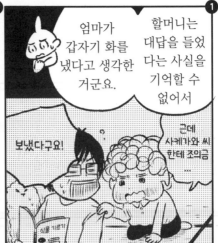

이럴때 치매환자는 거절당했다고 느껴요.

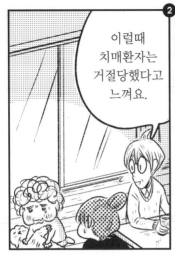

할머니는 대답을 들었다는 사실을 기억할 수 없어서

엄마가 갑자기 화를 냈다고 생각한 거군요.

보냈다구요!

근데 사케가와 씨 한테 조의금 …

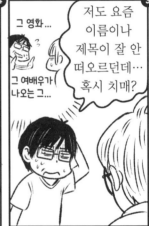

허ー얼

그건 단순 노화 입니다.

저장은 가능하지만 검색이 안 되는 상태죠.

그건 그렇다 쳐도

노화 …

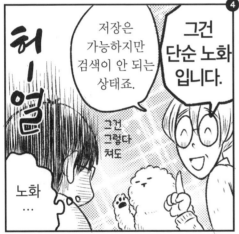

저도 요즘 이름이나 제목이 잘 안 떠오르던데… 혹시 치매?

그 영화…

그 여배우가 나오는 그…

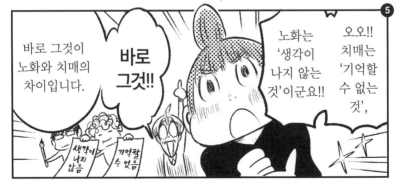

바로 그것이 노화와 치매의 차이입니다.

바로 그것!!

노화는 '생각이 나지 않는 것'이군요!!

오오!! 치매는 '기억할 수 없는 것',

생각이 나지 않음

기억할 수 없음

64

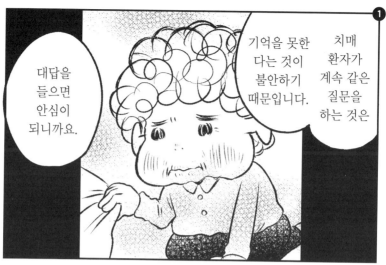

치매 환자가 계속 같은 질문을 하는 것은

기억을 못한 다는 것이 불안하기 때문입니다.

대답을 들으면 안심이 되나요.

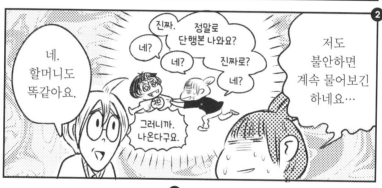

네. 할머니도 똑같아요.

진짜. 네?

정말로 단행본 나와요?

네?

진짜로?

네?

그러니까. 나온다구요.

저도 불안하면 계속 물어보긴 하네요…

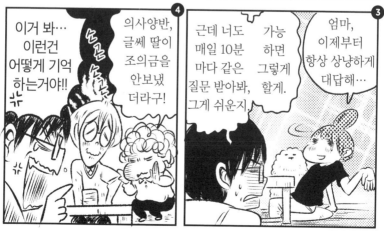

엄마, 이제부터 항상 상냥하게 대답해…

근데 너도 매일 10분 마다 같은 질문 받아봐, 그게 쉬운지.

가능 하면 그렇게 할게.

의사양반, 글쎄 딸이 조의금을 안보냈 더라구!

이거 봐… 이런건 어떻게 기억 하는거야!!

소곤 소곤

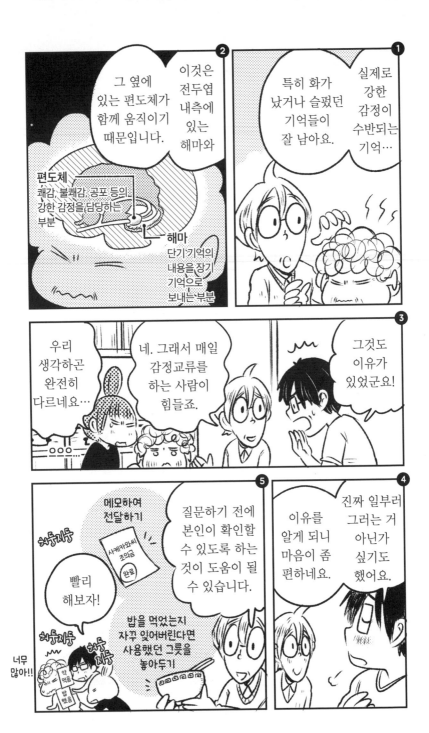

같은 질문을
여러 번 반복할 때는?

1

나중에 확인할 수 있도록 답변을 적어둔다.

2

식사 여부를 알기 위해, 식사 후 그릇을 정리하지 않
고 그대로 둔다.

3

'아까도 물어봤잖아!'라는 대답은 거절당했다는 느낌
을 줄 수 있으니 주의한다.

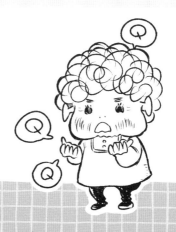

제2장

같은 것을 계속 물어보는 이유는?

같은 질문을 계속 들으면 질리는 것은 당연한 일입니다. 질문이 계속되면 간병인은 결국 쌀쌀맞게, 또는 화를 내며 대답하게 되지요. 치매 환자가 같은 질문을 계속 하는 이유는 핵심증상의 하나인 기억장애, 구체적으로는 일어났던 일을 잊어버리는 일화기억장애 때문입니다.

기억이라는 것은 매우 복잡하기 때문에, 기억에 관한 새로운 이론은 여전히 끊임없이 나오고 있습니다. 학문 분야에 따라 기억에 관한 용어나 정의가 조금씩 다르긴 하지만, 이번 장과 다음 장에서는 기억을 심리학적 관점으로 설명하고자 합니다.

여러가지 기억의 종류

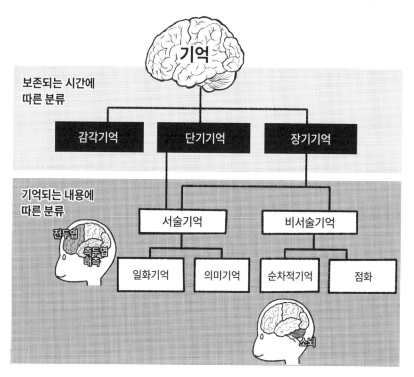

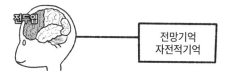

그림 4. 기억의 종류

그림 4에서와 같이, 기억에는 몇 가지 종류가 있습니다. 먼저, 기억의 내용에 따라 서술기억과 비서술기억 두 종류로 나눌 수 있습니다. 쉽게 말하면 서술기억은 말로 표현할 수 있는 경험의 기억이고, 비서술기억은 말로 표현할 수 없는 경험의 기억입니다. 만화에서 루 할머니는 딸에게 조의금을 보냈는지 계속 확인하는데, 이는 '조의금을 보냈냐는 질문을 했다'는 기억, 말로 표현할 수 있는 사건을 기억하지 못하기 때문입니다. 서술기억(특히 일화기억)에 문제가 생긴 것입니다. 우리가 일반적으로 '기억'이라고 하면 떠올리는 것은 서술기억, 특히 일화기억인 경우가 많습니다.

기억의 과정: 단기기억과 장기기억

기억은 보존되는 기간에 따라 장기기억과 단기기억으로 나눌 수 있습니다. 비서술기억은 모두 장기기억에 속하지만, 서술기억은 단기기억과 장기기억 모두에 해당됩니다. 컴퓨터를 예로 설명한다면, 진술기억과 비진술기억은 데이터 '종류'의 차이이고, 단기기억과 장기기억은 데이터 종류와 관계 없이 어떤 '폴더'에 넣는지에 따라 달라지는 것입니다.

기억은 만화에서 설명한 과정을 따라 이루어집니다. 먼저 기억하고자 하는 것에 주의를 기울입니다. 그리고 전두엽이 담당하는 작업기억이 '기억이 필요한 정보를 선별'합니다. 굳이 기억하지 않아도 되는 것은 바로 잊게 되고, 기억이 필요한 것은 해마에 일차적으로 저장합니다. 이렇게 저장된 기억이 단기기억입니다.

스마트폰이 등장하기 전에는 전화를 걸 때 번호를 잠깐 기억해야 하는 경우가 자주 있었습니다. 이 경우 잠깐 번호를 외워 전화를 걸지만, 통화가 끝나면 번호를 기억할 수 없게 됩니다. 단기기억에 저장되는 시간은 대략 30초 정도라고 합니다. 이처럼 단기기억은 짧은 시간 내에 잊어버리는 기억입니다.

뇌는 신경의 집합체로, 신경의 전위차를 통해 정보를 주고 받습니다. 단기기억에 들어온 정보가 중요한 경우에는 '장기강화'가 일어납니다. 66페이지의 설명처럼 강한 감정을 동반하는 사건이나 반복적인 암기 행위를 하면 해당 정보가 뇌에 남게 됩니다. 이렇게 뇌에 보존되어 반영구적으로 남는 기억을 장기기억이라고 합니다. 최근 연구에서는 단기기억이 장기기억으로 이행되는 여부를 판단하는 '중기기억'이라는 개념이 등장하기도 했습니다.

일화기억장애의 원인

알츠하이머는 해마(측두엽내측)의 위축이 일어나기 때문에 서술기억 중 일화기억을 단기기억에서 장기기억으로 이행하는 과정의 어려움을 겪습니다. 그렇기에 알츠하이머형 치매 환자 대부분은 자신이 경험한 사건을 기억하지 못하게 됩니다. 루 할머니의 경우 조의금을 보냈냐는 질문을 했다는 사실을 **기억해내지 못한 것**이 아니라, 조의금을 보냈냐고 물어봤다는 사실 자체가 **기억에 없는 것**입니다. 하지만 과거에 장기기억으로 들어간 기억은 쉽게 잊혀지지 않기 때문에, 알츠하이머형 치매 환자는 최근에 일어난 일을 기억하는 것에 유독 어려움을 겪습니다. 실제로 알츠하이머형 치매의 경우 가장 기억하기 어려운 것은 수 분 정도 전의 기억입니다. 이 기억을 특별히 '근시기억'이라고 분류하기도 합니다. 아주 최근 기억을 쉽게 잊는 이유에 대해서는 여전히 연구가 진행 중입니다.

기억모델: 부호화, 저장, 인출

단기기억이든 장기기억이든, 기억은 '외우기, 저장하기, 기억해내기'라는 세 단계로 이루어집니다. 이를 '부호화', '저장', '인출'이라고 합니다.

부호화encoding는 정보를 수집 가능한 형태로 만드는 것입니다. 인간은 부호화를 통해 정보를 연결하여 기억 가능한 형태로 만드는데, 이 형태를 저장하고 다시 인출하는 것이 기억의 과정입니다. '인출'이라는 말을 보면 마치 기억을 저장된 상태 그대로를 꺼내는 것이라 생각할 수 있지만, 실제 인출 과정에서는 재구성이 일어납니다. 당시에는 괴로웠던 사건이 애틋하거나 나름 즐거웠던 기억으로 떠오르는 경우가 바로 그 예 입니다. 과거의 사건을 떠올리는 과정에 현재 상태가 영향을 주기 때문입니다.

이런 재구성은 보통 일상생활에 문제가 될 정도로 일어나지 않습니다. 하지만 치매 환자의 재구성은 일반적인 형태가 아닌 경우가 많습니다. 1장에서 살펴본 것처럼, 기억의 불확실성 등의 원인이 있기 때문입니다.

앞으로의 일을 모른다는 불안

서술기억과 비서술기억, 단기기억과 장기기억 외에 전망기억도 있습니다. 전망기억은 앞으로의 일에 대한 기억을 말합니다. 수첩에 일정을 기록하는 것을 생각하면 쉽습니다. 예를 들어 제가 니코 가족에게 방문을 한다면, 몇시에 어디서 지하철을 타고, 어디서 환승을 하는 등의 계획을 세웁니다. 이동하는 중에도 오늘 어떤 일정이 있는지(존재상기), 니코 가족에게 어떤 이야기를 할 것인지(내용상기) 등을 떠올리기도 합니다.

치매 환자는 실행기능장애(6장에서 설명)로 인해 목표를 설정하고 향후 계획을 세우는 것에 어려움을 겪기 때문에, 미래 전망이 불가능해집니다. 미래 전망이 불가능하다는 것은 인간에게는 괴로운 일입니다. 무엇을 해야 하는지, 어떻게 해야 하는지를 알 수 없다는 것은 지속적인 불안을 야기하기 때문입니다.

치매 환자가 반복적으로 오늘 일정을 묻는 이유가 바로 이 불안 때문입니다. 이런 질문에는 '오늘은 병원에 가는 날입니다', '조금 있으면 점심시간입니다', '오늘은 이런 음식을 먹어요'와 같이 구체적으로 설명해주는 것이 필요합니다.

같은 것을 계속 묻는 이유

누구나 그렇겠지만, 질문을 하는 이유는 '답을 듣고 싶기 때문'입니다. 치매 환자는 과거에 질문을 했다는 것과, 질문에 대한 답을 들었다는 것도 기억하지 못하기 때문에 계속 질문하는 것입니다. 그리고 질문에 답을 들으면 안심하게 되기 때문에, 그 경험이 긍정적으로 작용하여 반복적으로 질문을 할 가능성도 있습니다.

　보호 시설의 간병인에게 '같은 질문을 계속 들으니 짜증이 나는데 어떻게 하면 좋을까요?'라는 질문을 받은 적이 있습니다. 짜증나는 마음은 충분히 이해가 되지만, 환자에게 '왜 자꾸 똑같은 걸 물어보는거야!'라고 대답한다면, 치매 환자는 그것을 거절로 받아들이게 됩니다. 대화의 내용이 아니라 그 상황 자체를 부정적으로 인식하는 것입니다. 치매 환자는 이 경험으로 인해 피해의식을 갖게 될 수 있습니다.

무엇을 위한 돌봄일까?

　치매 환자가 가장 가까이 있는 간병인을 나쁜 사람으로 만들어버리는 이유는 바로 환자와 간병인의 생각이 다르기 때문입니다. 간병하는 가족에게는 참 괴로운 일입니다.

　하지만, 왜 간병을 하고 있는지를 근본적으로 생각해봐야 합니다. 간병의 근본적 목적은 치매 환자 본인의 행복과 안정을 위한 것입니다. 긍정과 부정의 측면으로 설명한다면, 부정적으로 사는 것보다 가능한 긍정적인 방향으로 살 수 있도록 하는 것이 중요합니다. 환자 뿐 아니라 가족도 마찬가지입니다. 가족도 긍정적인 경험을 많이 할 수 있어야 합니다. 이처럼 간병의 목적은 환자와 가족 모두의 긍정적인 삶이어야 합니다. 치매 환자의 마음을 이해할 수 있다면 환자와 가족 사이의 마음의 간격을 줄여나갈 수 있을 것입니다. 그렇게 해야 보다 나은 간병을 할 수 있게 됩니다.

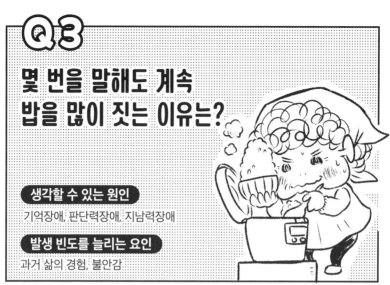

Q3

몇 번을 말해도 계속 밥을 많이 짓는 이유는?

생각할 수 있는 원인

기억장애, 판단력장애, 지남력장애

발생 빈도를 늘리는 요인

과거 삶의 경험, 불안감

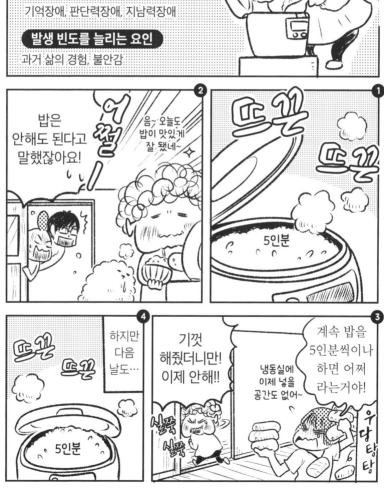

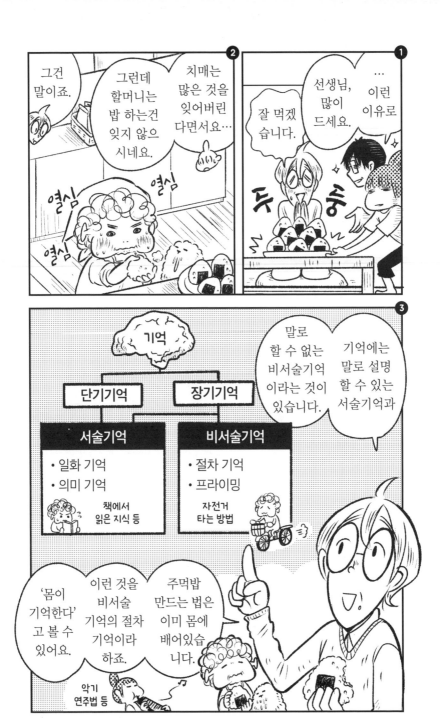

① ···
이런
이유로

선생님,
많이
드세요.

잘 먹겠
습니다.

② 그건
말이죠.

그런데
할머니는
밥 하는건
잊지 않으
시네요.

치매는
많은 것을
잊어버린
다면서요···

열심 열심

열심

③ 말로
할 수 없는
비서술기억
이라는 것이
있습니다.

기억에는
말로 설명
할 수 있는
서술기억과

기억

단기기억   장기기억

서술기억   비서술기억

• 일화 기억   • 절차 기억
• 의미 기억   • 프라이밍

책에서
읽은 지식 등

자전거
타는 방법

'몸이
기억한다'
고 볼 수
있어요.

이런 것을
비서술
기억의 절차
기억이라
하죠.

주먹밥
만드는 법은
이미 몸에
배어있습
니다.

악기
연주법 등

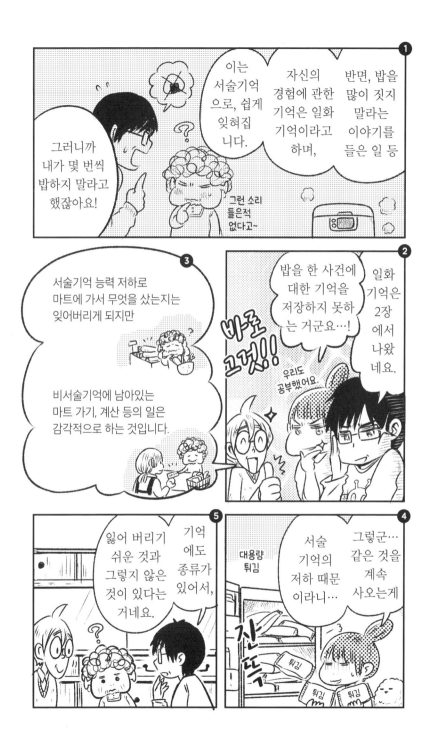

① 그러니까 내가 몇 번씩 밥하지 말라고 했잖아요!

이는 서술기억으로, 쉽게 잊혀집니다.

자신의 경험에 관한 기억은 일화기억이라고 하며,

반면, 밥을 많이 짓지 말라는 이야기를 들은 일 등

그런 소리 들은적 없다고~

② 밥을 한 사건에 대한 기억을 저장하지 못하는 거군요…!

일화기억은 2장에서 나왔네요.

바로 그것!!

우리도 공부했어요.

③ 서술기억 능력 저하로 마트에 가서 무엇을 샀는지는 잊어버리게 되지만

비서술기억에 남아있는 마트 가기, 계산 등의 일은 감각적으로 하는 것입니다.

④ 그렇군… 같은 것을 계속 사오는게

서술기억의 저하 때문이라니…

대용량 튀김

잔뜩

튀김

튀김 튀김

⑤ 잃어 버리기 쉬운 것과 그렇지 않은 것이 있다는 거네요.

기억에도 종류가 있어서,

79

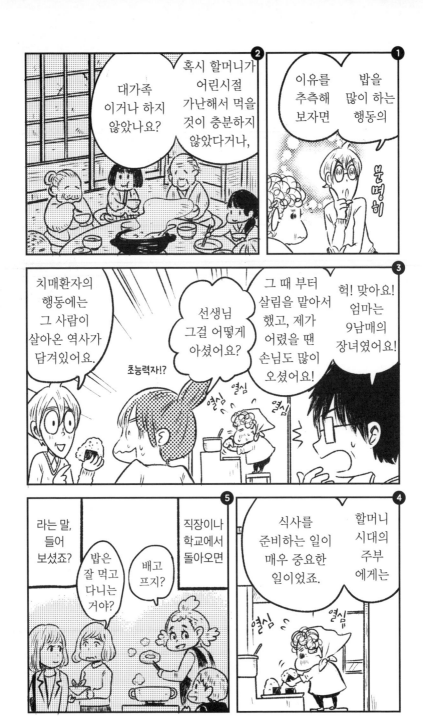

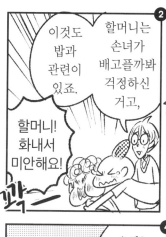

①

제가 상경 했을 때에도

박스에 식재료를 잔뜩 채워 주시기도 했네요.

할머니의 사랑

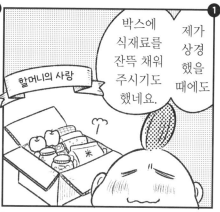

②

할머니는 손녀가 배고플까봐 걱정하신 거고,

이것도 밥과 관련이 있죠.

할머니! 화내서 미안해요!

꽉—

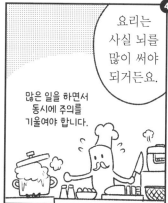

③

치매환자가 점점 복잡한 요리를 하지 못하게 되면서

자신이 할 수 있는 간단한 일에 집착하는 지도 모릅니다.

왜 이렇게 크지.

주먹밥만 잔뜩,

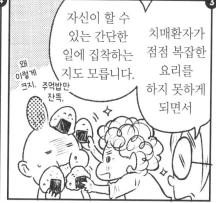

④

요리는 사실 뇌를 많이 써야 되거든요.

많은 일을 하면서 동시에 주의를 기울여야 합니다.

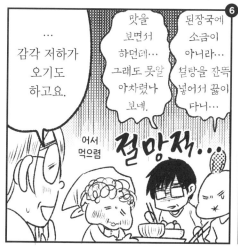

⑤

원래 요리를 잘했지만 치매가 오면서 몇 번씩 냄비를 태워 먹는다 든지,

맛이 변하거나 하는 것이 이런 이유 입니다.

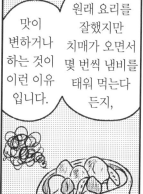

⑥

된장국에 소금이 아니라... 설탕을 잔뜩 넣어서 끓이다니...

맛을 보면서 하던데... 그래도 못알아차렸나 보네.

...감각 저하가 오기도 하고요.

어서 먹으렴

절망적...

81

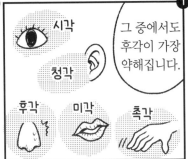

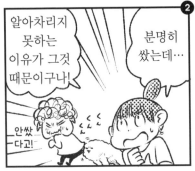

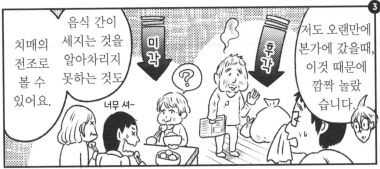

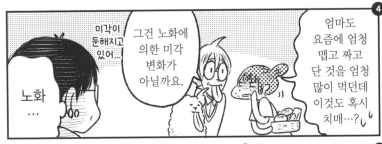

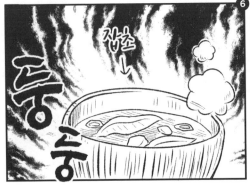

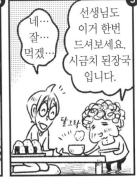

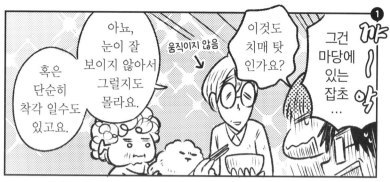

❶

그건
마당에
있는
잡초…

이것도
치매 탓
인가요?

움직이지 않음

아뇨,
눈이 잘
보이지 않아서
그럴지도
몰라요.

혹은
단순히
착각 일수도
있고요.

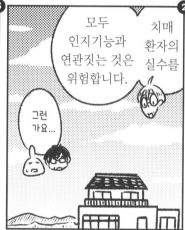

❸

다음
날

한 땀

한 땀

한 땀
한 땀

한 땀

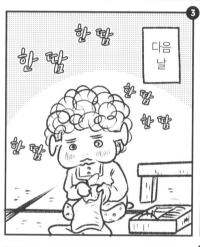

❷

치매
환자의
실수를

모두
인지기능과
연관짓는 것은
위험합니다.

그런
가요…

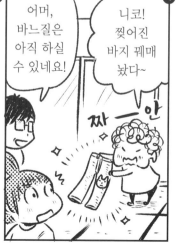

❺

바느질도
절차기억
입니다.

손에 익은
일은 잘
잊어버리지
않아요.

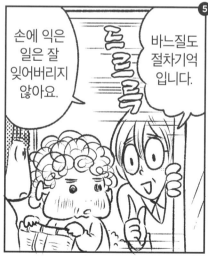

❹

니코!
찢어진
바지 꿰매
났다~

어머,
바느질은
아직 하실
수 있네요!

짜ー안

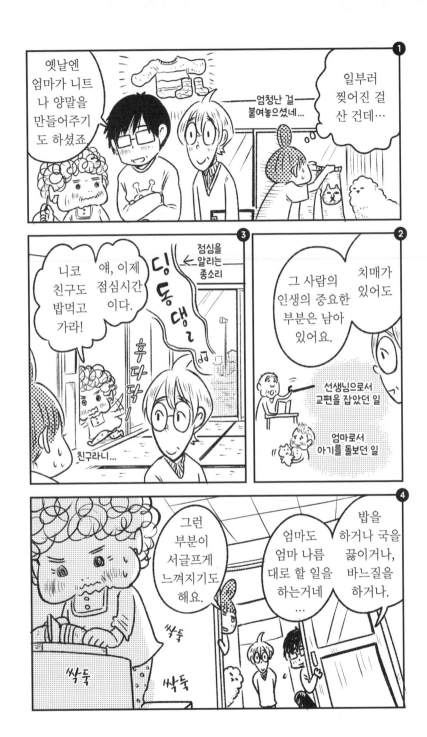

같은 일을 계속 반복하여
문제가 될 때

1

'부탁을 받았을 때 한다'는 인식을 갖도록 도와준다.

2

할 수 있는 다른 일을 찾아준다.

3

그 행동에는 그 사람의 정체성이 담겨있음을 이해한다.

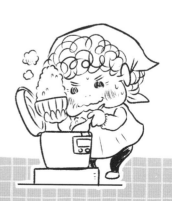

제3장

몇 번을 말해도 계속 밥을 많이 짓는 이유는?

루 할머니처럼 많은 양의 밥을 짓는 경우는 사실 처음 보는 사례이긴 했지만, 치매 환자가 같은 일을 계속 반복하는 문제는 흔한 일입니다. 치매 환자는 오랜 시간 집안일을 해왔기 때문에, 몸이 일의 순서를 기억하고 있습니다. 하지만 방금 전 자신이 어떤 행동을 했는지는 기억하지 못합니다. 이는 기억의 종류가 다르기 때문에 일어나는 문제입니다.

서술기억과 비서술기억

2장에서 설명한 것처럼, 기억은 그 내용에 따라 서술기억과 비서술기억으로 나눌 수 있습니다. (69페이지) 서술기억은 언어의 의미(의미기억)나 개인적인 사건(일화기억)등 '말로 설명할 수 있는 기억'이고, 비서술기억은 '말로 설명할 수 없는 기억'입니다. (서술기억 능력이 떨어지는 이유는 2장에서 설명했습니다.)

비서술기억에는 절차기억, 점화, 고전적 조건형성 등을 포함합니다.

점화는 병원이라는 말을 들으면, 병원 특유의 냄새나 의사 얼굴 등이 떠오르는 것을 말합니다. 쉽게 말해 어떤 계기로 인해 관련된 기억이 떠오르는 것입니다.

고전적 조건형성은 '매실 장아찌를 보면 침이 고인다'와 같이, 경험의 반복에 의해 특정 자극에 대한 반응이 연합된 것을 말합니다.

절차기억은 자전거 타기, 자동차 운전, 수영과 같이 '몸이 기억하는 수행 방법'입니다. 밥을 짓거나 바느질을 하는 것 역시 절차기억에 속합니다.

절차기억이 남아있는 이유

비서술기억은 2장에서 설명한 일화기억과 달리, 단기기억을 먼저 해마에 저장했다가 장기기억으로 옮기는 과정을 따르지 않습니다. 절차기억은 주로 소뇌나 대뇌기저핵에 저장됩니다. 그렇기에 일화기억에 문제를 보이기 시작한 알츠하이머형 치매 환자도 남아 있는 절차기억으로 인해 요리나 운전을 할 수 있는 것입니다.

다만 요리나 운전은 한 번에 여러 가지 행동을 해야 하기 때문에, 이후 주의기능 저하에 따라 점차 어려움을 겪게 됩니다. (치매에 의한 주의기능 저하에 대해서는 5장에서 설명하겠습니다.) 그렇기에 결국엔 쌀을 씻어 밥을 짓는 등의 간단한 집안일에 관한 절차기억만이 남게 됩니다. 이런 상태에서 일화기억장애로 인해 방금 밥을 했다는 사실, 어제 튀김을 잔뜩 샀다는 사실을 기억하지 못하게 되면서 몇 번씩이나 밥을 짓거나 같은 것을 또 사오게 되는 것입니다.

반복되는 행동에는 그 사람의 정체성이 나타난다

일화기억 중 그 사람의 정체성을 형성하는 중요한 기억을 자전적 기억이라고 합니다. 70-80대 노인에게 자전적 기억을 묻는 실험을 했더니 실험 참가자들은 주로 10대 후반에서 30대 정도의 기억을 많이 떠올렸다는 결과가 있습니다.

아기 때의 기억과 40-50대의 기억은 많지 않지만, 청소년기를 시작으로 30대 후반까지의 기억과 최근의 기억은 많이 남아있는 것을 그래프로 그려보면 그림 5의 형태가 됩니다. 특히 많이 남아있는 청소년-청년기의 기억을 '회고 절정'Reminiscence Bump이라고 합니다.

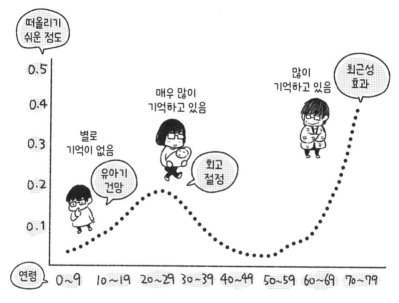

그림 5. 고령자가 생각하는 기억의 양(Rubin, 1997을 번역)

특히 자녀가 있는 여성 환자의 경우, 육아 경험을 자주 떠올립니다. 루 할머니는 밥을 지으면서 매우 즐거워했는데, 이를 얼마나 좋아했는지 밥을 짓지 못하도록 냄비를 숨겨놔도 기필코 찾아서 밥을 했을 정도라고 합니다. 할머니는 가족의 식사를 준비하던 때가 가장 즐겁고 소중한 기억이기 때문에 밥을 하는 것일 수 있습니다. 아마 치매가 온 후에도 밥을 하면서 행복감을 느끼고 있었는지 모릅니다. 그러니 할머니의 정체성과 관련된 역할을 늘려나간다면 밥을 너무 많이 해서 겪는 당혹감은 줄어들 수 있습니다.

오히려 먼저 필요할 때 밥을 해달라고 부탁할 수도 있습니다. 이를 통해 환자도 자신이 도움이 된다는 긍정적 인식을 가질 수 있습니다. 절차적기억이 남아있는 경우는 직접 할 수 있는 일을 찾아서 할 수 있도록 하면 좋습니다.

같은 물건을 잔뜩 사 올 땐?

같은 물건을 잔뜩 구입하는 행동의 심리적 원인은 '내가 이걸 샀던가?'하는 생각에서 오는 불안감이 큽니다. 치매 초기에는 구매 목록을 작성하는 것이 도움이 되며, 이후 증상이 심해지면 반복 구매로 인한 지출 상승의 문제가 발생할 수 있으니, 자주 가는 가게에 미리 이야기를 하는 방법 등의 추가 조치가 필요합니다. 함께 쇼핑을 가거나, 아예 집으로 배달을 시키는 방법도 활용할 수 있습니다.

Q4

갑자기 화를 내는 이유는?

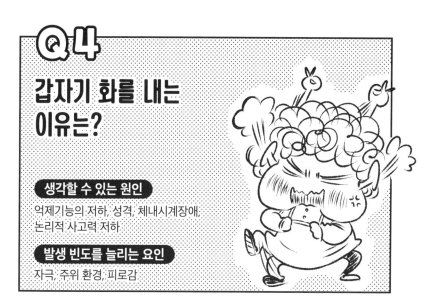

생각할 수 있는 원인

억제기능의 저하, 성격, 체내시계장애, 논리적 사고력 저하

발생 빈도를 늘리는 요인

자극, 주위 환경, 피로감

❷
집에 있는 밥 먹으면 될 것을! 쓸데 없이 돈을 쓰고 그러니!
에휴

❶
같이 먹어요 할머니~
엄마가 제일 좋아하는 치킨 사왔어요.

❹
역시 치매라 그런가?
왜 저러실까?
찌릿 찌릿

❸
요즘 화만 내세요.
우와~ *맛있어 우적 우적
저번에는 좋아하셨는데.

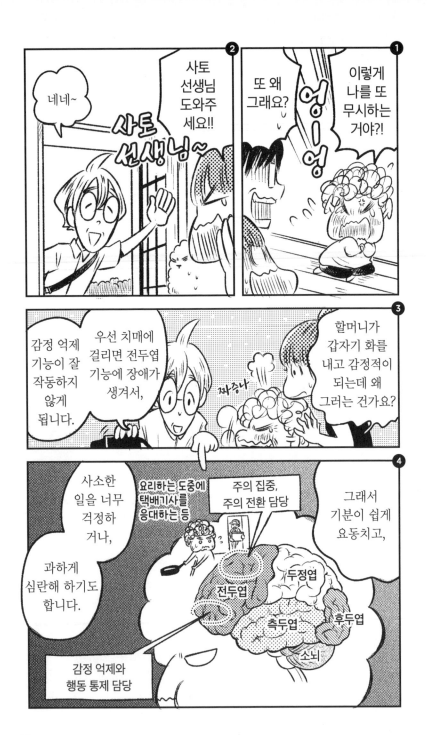

92

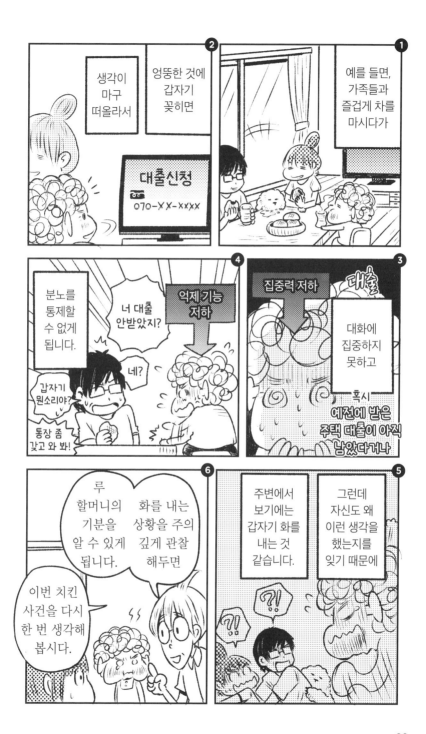

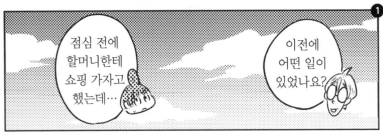

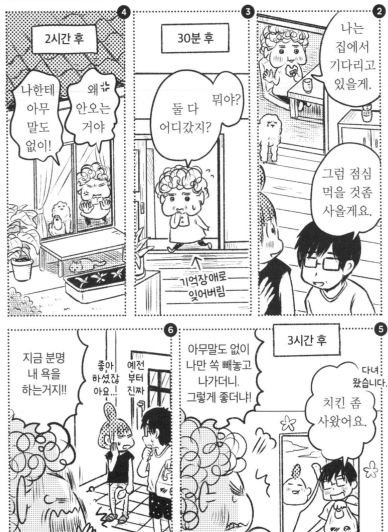

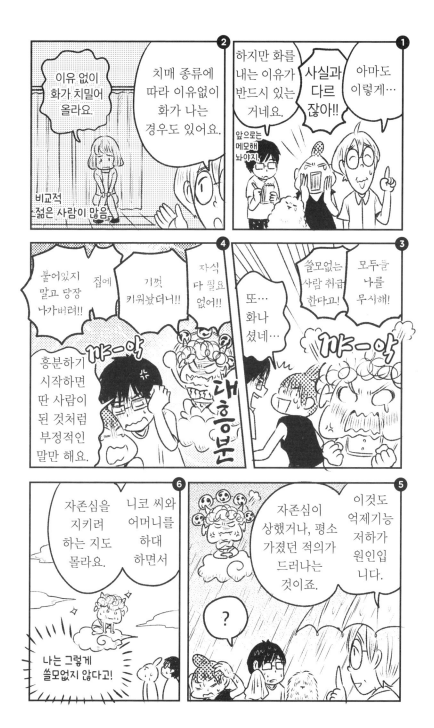

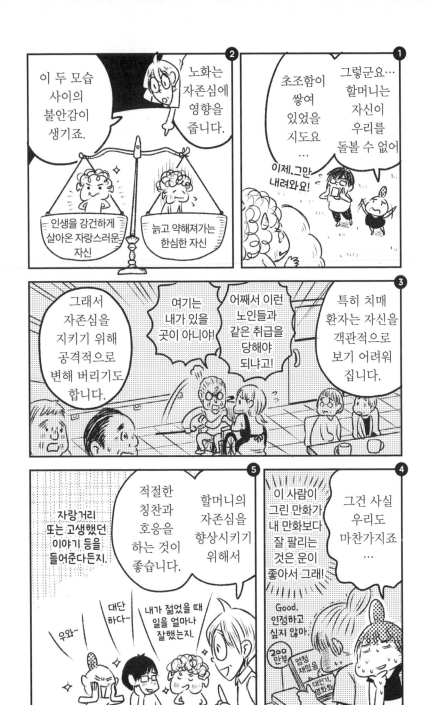

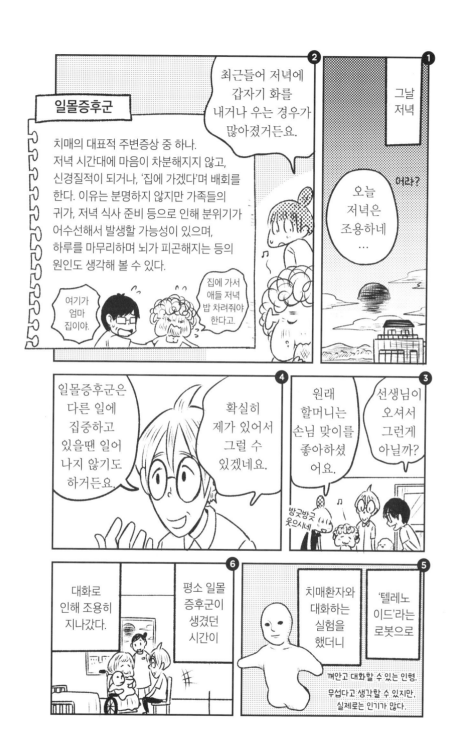

1

그날 저녁

어라?

오늘 저녁은 조용하네 …

2

최근들어 저녁에 갑자기 화를 내거나 우는 경우가 많아졌거든요.

일몰증후군

치매의 대표적 주변증상 중 하나. 저녁 시간대에 마음이 차분해지지 않고, 신경질적이 되거나, '집에 가겠다'며 배회를 한다. 이유는 분명하지 않지만 가족들의 귀가, 저녁 식사 준비 등으로 인해 분위기가 어수선해서 발생할 가능성이 있으며, 하루를 마무리하며 뇌가 피곤해지는 등의 원인도 생각해 볼 수 있다.

여기가 엄마 집이야.

집에 가서 애들 저녁 밥 차려줘야 한다고.

3

선생님이 오셔서 그렇게 아닐까?

원래 할머니는 손님 맞이를 좋아하셨어요.

방긋방긋 웃으시네

4

일몰증후군은 다른 일에 집중하고 있을땐 일어 나지 않기도 하거든요.

확실히 제가 있어서 그럴 수 있겠네요.

5

'텔레노이드'라는 로봇으로

치매환자와 대화하는 실험을 했더니

껴안고 대화할 수 있는 인형. 무섭다고 생각할 수 있지만, 실제로는 인기가 많다.

6

평소 일몰증후군이 생겼던 시간이

대화로 인해 조용히 지나갔다.

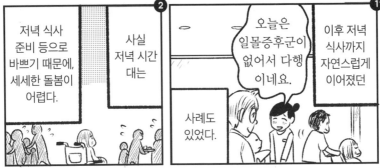

① 이후 저녁 식사까지 자연스럽게 이어졌던

오늘은 일몰증후군이 없어서 다행이네요.

② 사실 저녁 시간대는

저녁 식사 준비 등으로 바쁘기 때문에, 세세한 돌봄이 어렵다.

사례도 있었다.

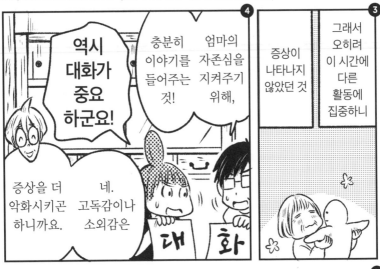

③ 그래서 오히려 이 시간에 다른 활동에 집중하니

증상이 나타나지 않았던 것

④ 엄마의 자존심을 지켜주기 위해,

충분히 이야기를 들어주는 것!

역시 대화가 중요하군요!

증상을 더 악화시키곤 하니까요.

네. 고독감이나 소외감은

대

화

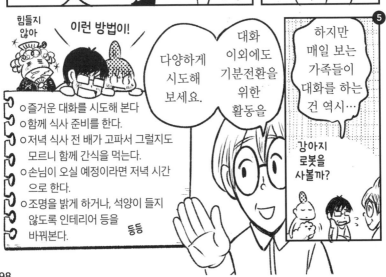

⑤ 하지만 매일 보는 가족들이 대화를 하는 건 역시…

강아지 로봇을 사볼까?

대화 이외에도 기분전환을 위한 활동을

다양하게 시도해 보세요.

힘들지 않아

이런 방법이!

○ 즐거운 대화를 시도해 본다.
○ 함께 식사 준비를 한다.
○ 저녁 식사 전 배가 고파서 그럴지도 모르니 함께 간식을 먹는다.
○ 손님이 오실 예정이라면 저녁 시간으로 한다.
○ 조명을 밝게 하거나, 석양이 들지 않도록 인테리어 등을 바꿔본다.

등등

POINT 04

갑자기 화를 낼 때는!

1

이야기를 충분히 들어준다.

2

일몰증후군은 해당 시간대에 손님을 초대하는 방식
으로 완화할 수 있다.

3

화를 내기 시작한다면 거리를 두는 것도 효과가 있다.

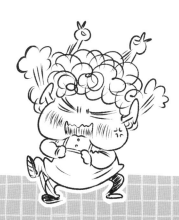

제4장

갑자기 화를 내는 이유는?

치매 환자가 '사람이 변한 것처럼 화를 낸다', '말이 거칠어졌다'는 이야기를 하는 경우가 많습니다. 이런 행동의 원인은 전두엽 기능 약화라는 신체적 문제와 환자 자신의 자존심을 지키고자 하는 심리적 문제가 엮여있습니다. 또한 일몰증후군도 이런 행동에 영향을 줍니다.

전두엽장애로 인한 행동 조절의 어려움

알츠하이머형 치매는 해마에서 시작되어 측두엽, 두정엽과 전두엽을 포함한 대뇌피질 전체가 위축되는 과정을 거칩니다.

19페이지 그림과 같이 전두엽은 '주의집중', '실행기능', '사회적 인지' 기능을 관장하는 부분입니다. 이 중에서 주의집중 기능과 사회적 인지 기능에 문제가 생기면 갑자기 화를 내는 행동이 나타납니다.

전두엽은 사회적 행동을 담당하는 부분으로, 이곳에 문제가 생기면 별것 아닌 일에 감정이 격양되어 화를 내기 쉽고, 심해지면 화를 참지 못해 폭력을 행사하거나, 타인의 물건을 강제로 뺏는 등의 행동이 나타나기도 합니다. 루 할머니가 갑자기 화를 내고 딸을 질책하는 것도 전두엽의 감정 억제 기능 저하로 인한 것입니다. 비단 치매 환자 분 아니라 일반적인 노화 과정에서 감정 조절이 어려워지는 이유도 전두엽 기능이 약해지기 때문입니다.

유년 시절에는 대부분 비속어를 씁니다. 비속어를 쓰는 것 자체가 재밌기도 하지만, 이런 말을 할 때 부모님이나 다른 어른들이 하는 반응이 재밌어서 이 행동을 반복하는 경우가 많습니다. 하지만 성장하면서 때와 장소를 가려 말하는 능력을 갖게 되는데, 이것이 '억제'입니다. 누구나 비속어를 알고 있고, 사용할 수 있습니다. 하지만 억제 기능이 있기 때문에 사용하지 않는 것입니다.

간혹 품위있고 교양있었던 분이 갑자기 비속어를 사용해서 가족들이 당황하는 사례를 접하기도 합니다. 이는 이상한 일이 아니라,

그 환자 역시 유년시절 그런 어휘를 습득하고 사용했다가 억제 기능이 발달하면서 점차 쓰지 않게 된 것이라고 할 수 있습니다. 그런데 치매로 인해 억제 기능이 약화되면서 다시 과거에 습득한 어휘가 튀어나오게 된 것입니다.

주의기능 저하로 인한 산만함

전두엽에 문제가 생기면 주의력 저하도 일어납니다. 주의집중 기능 저하가 일어나면 두 가지 이상의 행동을 동시에 할 수 없을 뿐만 아니라, 하나의 행동에도 온전히 집중할 수 없게 됩니다. (5장에서 더 설명하겠습니다.) 방금까지 가족들과 대화를 하다가 갑자기 다른 것이 떠올라 혼자 화를 내는 것도 주의집중 기능의 문제 때문입니다. 이런 이유를 모르는 가족들은 환자가 '갑자기 화를 낸다'고 생각할 수 밖에 없습니다. 게다가 치매 환자는 자신이 왜 화를 냈는지도 기억하지 못하기 때문에 이유를 알고자 하는 가족들 입장에서는 더 답답해집니다.

이를 예방하기 위해, 환자가 화를 낸 상황을 잘 관찰하고 기록해두는 것이 도움이 됩니다. 환자가 화를 낼 상황을 피하고, 화를 내는 이유를 어느정도 파악한다면 환자 본인과 간병하는 가족 모두 편안해질 수 있습니다.

전두측두엽 치매

루 할머니는 알츠하이머형 치매이기 때문에 전두엽 장애는 늦게 시작되며 서서히 진행되었지만, 전두측두엽 치매는 전두엽이나 측두엽을 중심으로 뇌가 위축되며, 그 속도가 빨라 증상이 심하다는 특징이 있습니다. 전두측두엽 치매 초기에는 기억력 감퇴보다 반사회적 행동이 먼저 나타납니다.

일몰증후군

루 할머니는 저녁이 되면 자주 '집에 가고 싶다', '왜 집에 데려다주지 않느냐'고 화를 내며 어머니와 말다툼을 하는 경우가 많았습니다. 또 갑자기 화를 내거나, 기분이 가라앉아 '죽고싶다'고 말하는 경우도 있었습니다.

이처럼 치매 환자들 중에 저녁 시간에만 특정 증상을 보이는 경우가 있는데, 이를 일몰증후군이라고 합니다. 하지만 치매 환자는 지남력장애를 겪는 경우가 대부분이라, 시간의 흐름을 잘 파악하지 못하기 때문에 사실 저녁이 되었는지를 모르는 경우가 대부분입니다. 그럼에도 유독 저녁에 감정의 동요가 일어나는 이유는 무엇일까요?

개인적으로 세운 가설은, 아침부터 활동한 뇌에 피로가 누적되기 때문이지 않을까 싶습니다. 특히 요양 보호 시설에 있는 여성 환자의 경우, 저녁 시간에 '식사 준비를 하러 집에 가야한다'고 말하는 경우가 많은데, 사실 이 말에서 중요한 것은 '저녁식사 준비'가 아니라, '집에 간다'는 것입니다. 즉, 이곳에 있는 것이 이제 피곤하니 편히 쉴 수 있는 곳으로 돌아가겠다는 의미인 것입니다. 이를 생각해보면, 환자가 지속적인 긴장을 경험하고 있으며, 저녁이 되면 누적된 피로로 인해 이런 증상을 나타내는 것이라고 생각해볼 수 있습니다.

우연히 발견한 힌트

'텔레노이드'라는 로봇을 활용하여 치매 환자와 대화하는 실험을 한 적이 있습니다. 원래는 실험을 주로 오후 1시쯤 시작해서 3시쯤에 마쳤는데, 어느날 다른 일정이 있어 오후 3시에 방문하여 5시까지 진행했던 적이 있습니다.

이 시간은 일몰증후군이 주로 발생하는 시간인데, 평소같았으면 매우 힘들었을 시간이지만 텔레노이드 로봇과 대화를 하다보니 금방 지나가버렸고, 저녁식사까지 편안하게 할 수 있었습니다. 이를 경험한 간병인들이 일몰증후군이 없어서 좋았다고 말하기도 했습니다. 이후에도 몇 차례 같은 일이 있었고, 그래서 아예 실험 시간을 오후 3시로 변경했습니다.

생각해보면 저녁시간은 간병을 하는 가족들이나 시설 직원들 모두 저녁 식사 준비로 가장 바쁜 시간이기 때문에 환자에게 소홀해질 수 있습니다. 이런 시간에 로봇과 대화를 하며 다른 새로운 것에 주의를 집중할 수 있도록 한 것이 일몰증후군 억제에 도움이 된 것이라고도 볼 수 있습니다. 집에서 간병을 하는 경우에 이를 응용해본다면, 저녁 시간에 기분전환을 할 수 있는 활동을 하거나, 손님을 초대하는 것이 도움이 될 수 있습니다.

대화가 중요하다

앞서 언급한 텔레노이드 활용 사례에서 주목해야 하는 것은 텔레노이드가 '새로운 자극'이었기 때문이 아니라, '대화'를 나눌 수 있는 도구였다는 점입니다. 한 연구에 따르면, 요양 시설에서 환자와 간병인이 나누는 일상 대화는 1% 수준이라고 합니다. (그림 6, 106p) 이

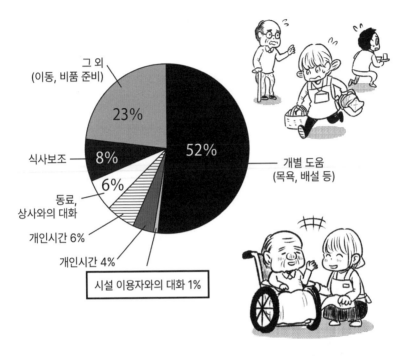

그 외
(이동, 비품 준비)

23%

52%

식사보조 ─ 8%

6%

개별 도움
(목욕, 배설 등)

동료,
상사와의 대화

개인시간 6%

개인시간 4%

시설 이용자와의 대화 1%

그림 6. 보호 시설 직원의 업무 시간 비중(Mallidou A A 외, 2013)

는 대화의 대부분이 간호에 관련된 내용이라는 말이기도 합니다. 물론 치매 환자와 일상 대화를 하는 것이 어렵기 때문에 이런 결과가 나오는 것은 어찌보면 당연합니다.

우리가 흔히 하는 일상 대화는 날씨, 최근 뉴스, 최근 경험과 같이 '최근에' 경험한 것들이 중심이 됩니다. 하지만 치매 환자는 최근 일을 기억할 수 없습니다. 텔레노이드는 누군가의 말을 전달하는 일종의 전화기인데, 실험 초기에 참가했던 연구자들이 텔레노이드를 통해 치매 환자에게 '오늘 무엇을 드셨나요?', '올해 명절에 가족들을 만나셨나요?'와 같이 최근 경험을 묻는 질문을 했을 때는 대화가 이어지지 않았습니다. 그러나 이미 저장되어 있는 과거의 기억, 예를 들어 자녀 이야기나 환자 자신의 초등학교 시절 이야기 등을 물어보면 대화가 이어졌습니다. 이처럼 치매 환자의 과거 이야기를 묻거나, 함께 아는 동요를 부르는 등 과거 이야기를 꺼내놓을 수 있는 대화를 시도한다면, 치매 환자의 기분 전환에 도움이 될 수 있습니다.

때로는 그냥 내버려 두는 것이 효과적

치매환자가 화를 내기 시작하면 어떻게 해야 할지 몰라 당황스럽기도 하고, 사실 이를 멈출 수 있는 방법도 딱히 없습니다. 옆에 있어주는 것으로 진정이 되면 좋겠지만, 경우에 따라서는 오히려 사람이 있을때 더 흥분하기도 합니다.

치매환자의 돌봄을 위해 '응용행동분석'Applied Behavior Analysis라는 방식을 활용하기도 합니다. 이는 흥분한 환자에게 다가가서 돌봄을 제공하게 되면, 환자는 '내가 흥분하면 누군가가 돌봐준다'고 받아들여 문제행동을 더 많이 보일 가능성이 있기 때문에 반대로 진정된 상태일때 돌봄을 제공하는 것을 학습시키는 방식입니다.

물론 이 방법은 적시에 필요한 도움을 제공해야 하는 요양 시설에서는 사용하기가 어렵지만, 가정에서는 활용해볼 만한 방법일 수 있습니다.

환자 본인도 체력 문제 등으로 인해 격양된 상태를 오래 유지할 수 없습니다. 그러니 환자가 화를 낼 때는 잠시 기다렸다가 화가 가라앉으면 다가가는 것이 좋습니다. 물론 간병하는 입장에서 그 시간이 '잠시'가 아닐 수 있어 이 또한 어려운 방법이긴 합니다. 또한 간병인이 자기도 모르게 같이 화를 내버리는 경우를 조심해야 합니다.

Q5
고령자 자동차 사고의 이유는?

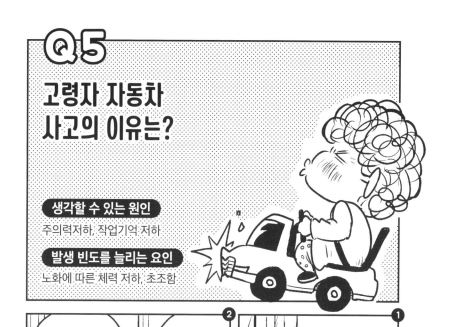

생각할 수 있는 원인
주의력저하, 작업기억 저하

발생 빈도를 늘리는 요인
노화에 따른 체력 저하, 초조함

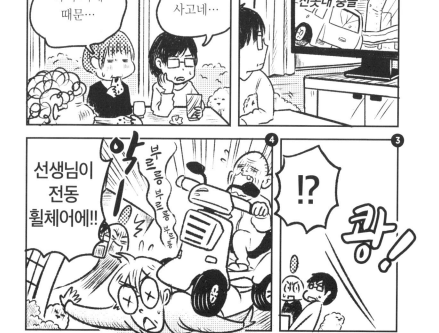

① 고령운전자 전봇대 충돌

② 또 고령운전자 사고네…

저 사고도 혹시 치매 때문…

③ ⁉ 쾅!

④ 선생님이 전동 휠체어에!! 악!

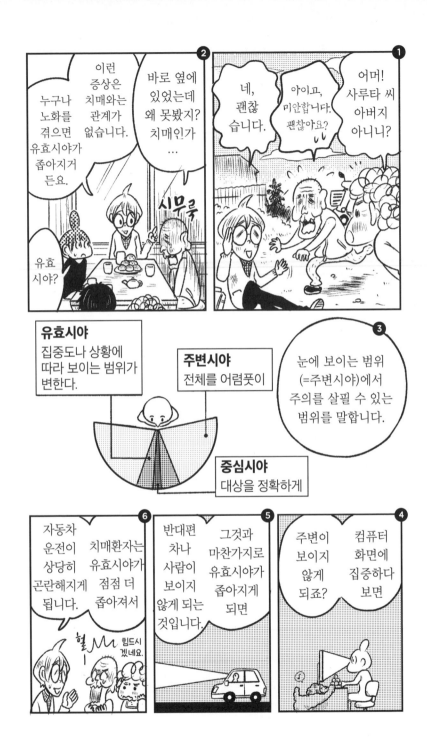

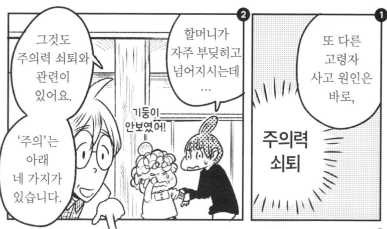

① 또 다른 고령자 사고 원인은 바로,

주의력 쇠퇴

② 할머니가 자주 부딪히고 넘어지시는데…

기둥이 안보였어!

그것도 주의력 쇠퇴와 관련이 있어요.

'주의'는 아래 네 가지가 있습니다.

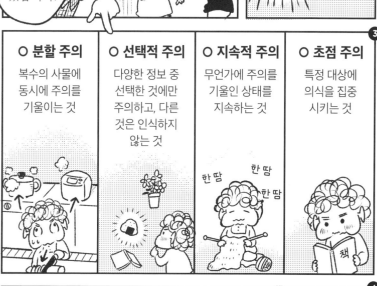

③

○ **분할 주의**

복수의 사물에 동시에 주의를 기울이는 것

○ **선택적 주의**

다양한 정보 중 선택한 것에만 주의하고, 다른 것은 인식하지 않는 것

○ **지속적 주의**

무언가에 주의를 기울인 상태를 지속하는 것

한 땀 한 땀 한 땀

○ **초점 주의**

특정 대상에 의식을 집중 시키는 것

책

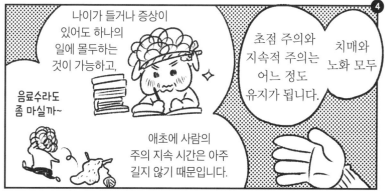

④

나이가 들거나 증상이 있어도 하나의 일에 몰두하는 것이 가능하고,

음료수라도 좀 마실까~

애초에 사람의 주의 지속 시간은 아주 길지 않기 때문입니다.

초점 주의와 지속적 주의는 어느 정도 유지가 됩니다.

치매와 노화 모두

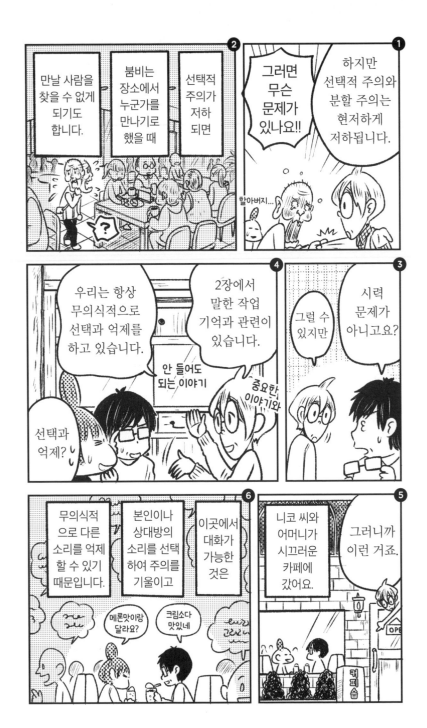

1 하지만 선택적 주의와 분할 주의는 현저하게 저하됩니다.

2 만날 사람을 찾을 수 없게 되기도 합니다.

붐비는 장소에서 누군가를 만나기로 했을 때

선택적 주의가 저하 되면

그러면 무슨 문제가 있나요!!

할아버지...

3 시력 문제가 아니고요?

그럴 수 있지만

4 2장에서 말한 작업 기억과 관련이 있습니다.

우리는 항상 무의식적으로 선택과 억제를 하고 있습니다.

안 들어도 되는 이야기

중요한 이야기와

선택과 억제?

5 그러니까 이런 거죠.

니코 씨와 어머니가 시끄러운 카페에 갔어요.

OPE

커피숍

6 이곳에서 대화가 가능한 것은

본인이나 상대방의 소리를 선택 하여 주의를 기울이고

무의식적 으로 다른 소리를 억제 할 수 있기 때문입니다.

메론맛이랑 달라요?

크림소다 맛있네

112

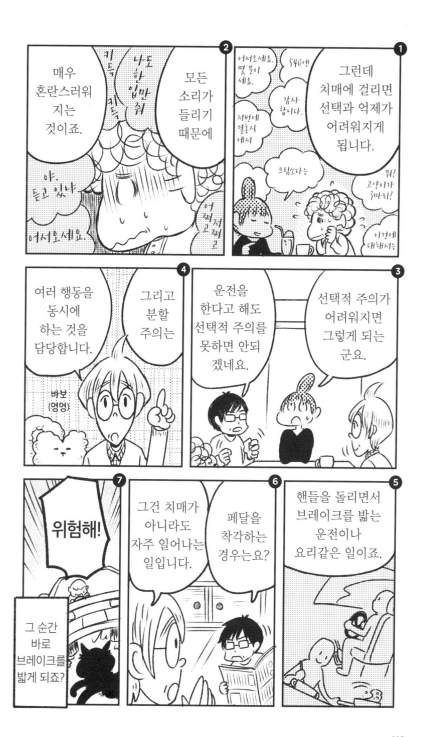

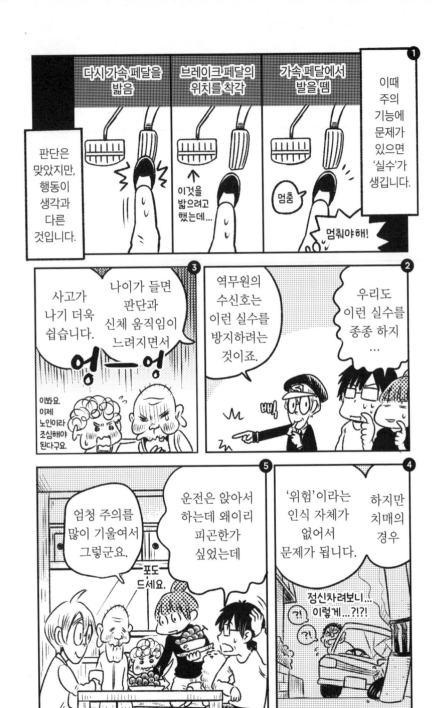

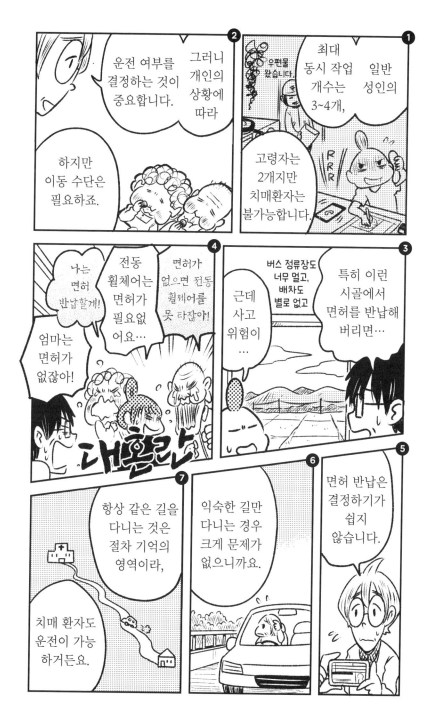

115

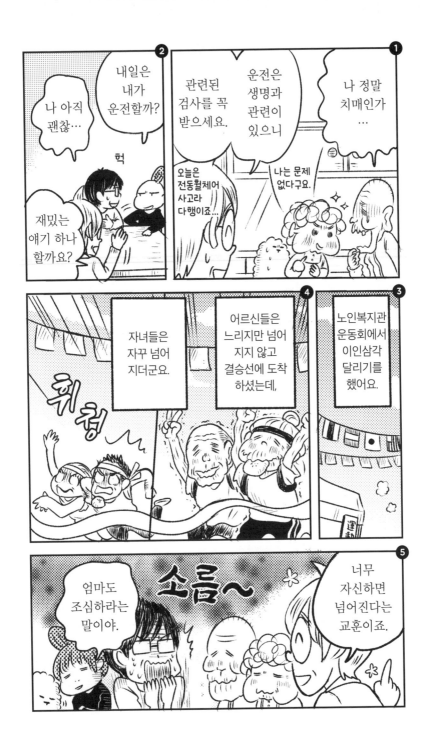

운전 등 원래 잘하던 일이
어려워진다고 느낀다면

1

인지 기능 검사를 받아본다.

2

대화 상대를 유효시야 범위 내에 둔다.

3

갑자기 말을 걸거나 참견하지 않는다.

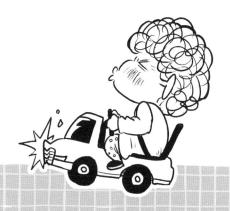

제5장

고령자 자동차 사고의 이유는?

    최근 고령자 운전 사고 소식이 자주 보도되고 있습니다. 고령자 사고 원인의 대부분은 주의력 기능의 저하 때문입니다. 인지기능 저하는 사고 발생과 직접적인 관계가 있어, 일본의 경우 75세 이상의 고령자는 운전면허 갱신 시 인지기능 검사를 의무적으로 받도록 2017년 도로교통법 개정을 통해 법제화했습니다. 인지기능 검사에서 치매가 의심되는 경우, 의사의 진단을 통해 면허 취소 및 정지도 가능해졌습니다. (한국의 경우 65세 이상 운전자는 5년, 75세 이상의 경우 3년마다 면허를 갱신해야하며, 갱신 시 3시간의 교통안전교육을 필수적으로 받도록 되어 있습니다. 또한 만 65세 이상 운전자에게는 속도 및 거리 추정 검사, 시공간 기억 검사, 주의력 검사 등의 인지능력 검사를 제공합니다. - 편집자 주)

전동휠체어 사고

저희 집 근처 역에는 신호가 있는 교차로가 있습니다. 어느 날 길을 건너기 위해 기다리고 있는데, 오른쪽에 전동휠체어를 타신 할머니가 계셨습니다. 저는 할머니께서 길 건너 병원에 가시는 것이라 생각하여 신호가 바뀐 뒤 먼저 움직이지 않고 기다렸습니다. 할머니도 움직이지 않으시길래 '나보고 먼저 가라는 건가?'하며 길을 건너려던 순간, 할머니가 갑자기 핸들을 왼쪽으로 꺾어 전동휠체어에 부딪히고 말았습니다. 꼭 치매가 아니어도, 이런 종류의 고령자 사고는 시각 기능 저하, 기억장애, 주의 기능 저하 등으로 인해 일어

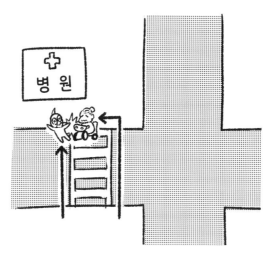

그림 7. 전동휠체어와 부딪혔을 때

날 수 있습니다.

시각 기능 저하

사고 원인이 될 수 있는 요소를 하나씩 살펴보겠습니다. 첫 번째 이유로, 할머니는 시각기능의 저하로 인해 유효시야가 좁아져 옆에 서 있던 저를 보지 못했을 수 있습니다. 만화에서도 설명했지만, 나이가 들수록 시야가 점점 좁아지게 됩니다. 실제로 고령자 사고의 많은 원인이 시야가 좁아짐에 따라 장애물을 보지 못해서 일어난다고 합니다. 치매 환자에게는 이런 일이 더 빈번하게 일어납니다.

기억장애

혹은 할머니가 자신이 무엇을 하고 있었는지 잊어버렸기 때문에 신호가 바뀐 이후에도 움직이지 않았을 가능성도 있습니다. 2장과 3장에서 설명한 것처럼, 치매는 단기기억에 문제가 생기기 때문에, 지금까지 자기가 했던 일이나 가고자 했던 목적지를 잊어버릴 수 있습니다. 또한 치매는 지남력장애(7장 참조)를 동반하기 때문에 자기가 있는 위치도 알 수 없게 됩니다. 이렇게 되면 길 위에서 움직이기를 포기하거나, 갑자기 다른 방향으로 움직일 가능성이 높아집니다.

주의 기능 저하

마지막으로 주의 기능 저하도 사고의 원인이 될 수 있습니다. 전두엽의 주의 기능을 크게 나누면 초점 주의, 지속적 주의, 선택적 주의, 분할 주의가 있으며, 치매는 특히 선택적 주의와 분할 주의 기능에 어려움을 겪는다고 만화에서 설명했습니다.

주의 기능은 2장에서 설명한 작업기억과 관련이 있으며, 이 기능은 전두엽 배외측 부분이 관장합니다. 2장에서 작업기억을 '무엇을 기억해야 하는지 여부'를 선별하는 것이라고 했는데, 이를 위해서는 어떤 것을 저장할 것인지 판단하기 위해 다양한 정보에 선택적으로 주의를 집중해야 합니다. 따라서 선택적 주의 기능이 저하되면 만화에서 나온 것처럼 소란스러운 곳에서 이야기를 하는 것이 어려워지고, 사람이 붐비는 곳에서는 어쩔줄 모르게 되어 그대로 멈춰버릴 수 있습니다.

선택적 주의 기능과 유효시야

운전 시, 갑자기 튀어나오는 것을 주의하기 위해서는 선택적 주의 기능과 시각기능이 특히 중요합니다.

청각에도 선택적 주의가 작동합니다. 헤드폰을 쓰고, 오른쪽 귀와 왼쪽 귀에 다른 것을 들려주는 실험에서 '오른쪽 귀에 집중하라'는 지시를 하면 오른쪽 귀에 들리는 내용은 기억하고 말할 수 있습니다. 하지만 '당시 왼쪽 귀에서 무슨 소리가 들렸습니까?'라고 묻는다면 이를 대답할 수 없습니다. 이처럼 소리가 들린다고 모두 다 기억하는 것이 아니라, 자신이 주의를 기울인 것을 듣고 기억하는 것입니다.

그렇기에 선택적 주의 기능이 떨어지면 정보를 쉽게 받아들이기가 어려워집니다. 하지만 치매로 인해 선택적 주의 기능이 저하되어도, 눈에 보이는 것에는 일단 집중하기가 어렵지 않습니다. 그렇기에 치매 환자와 대화를 할 때 정면에서 바라보며 이야기를 하는 것이 좋습니다. 눈을 보고 말하면 주의가 집중되기 때문에 대화가 조금 더 잘 이루어질 수 있습니다. 반대로 환자의 옆이나 뒤에서 말을 걸면, 깜짝 놀라거나 대화가 이어지지 않을 수 있습니다. 눈에 보이는 사람과 대화를 하는 것이 보이지 않는 사람과 대화보다 훨씬 쉽기 때문입니다.

이처럼 치매 환자는 주의력이 떨어지고 시야가 좁아지기 때문에,

운전이 어려워질 수 밖에 없습니다.

한 번에 두 가지 이상의 일을 할 수 없게 된다

치매 환자가 운전에 어려움을 겪게 되는 가장 큰 이유는 분할 주의 기능 저하 때문입니다. 이는 직업기억, 즉 행동에 필요한 정보를 짧은 시간 저장하고 수행하는 기능이 떨어진다는 의미로, 이 영역의 기능이 떨어지면 동시에 다양한 일을 하기가 어려워집니다.

3장에서 루 할머니가 밥을 잔뜩 하는 이유가 간단한 작업기억만 남아있기 때문일지 모른다고 설명했습니다. 실제로 요리를 하려면 물을 끓이고, 그동안 채소를 썰어두는 등 여러가지 일을 한번에 해야 하는데, 이를 위해서는 물을 끓이는 냄비에 집중하면서 동시에 손이 칼에 다치지 않도록 해야 합니다. 이처럼 다양한 일에 동시에 주의를 기울이는 일은 분할 주의 기능의 역할이며, 작업기억이 이를 담당합니다.

루 할머니가 몸에 익은 밥을 짓는 일은 할 수 있는 것처럼, 자주 다녀서 잘 알고 있는 길의 경우는 운전도 가능할 수 있습니다. 하지만 운전은 동시에 많은 일을 해야 하는 복잡한 행동입니다. 게다가 주변 환경을 살펴 자신의 위치를 파악하고, 다음 이동할 경로도 알아야 합니다. 그렇기에 이런 기능이 떨어진 치매 환자가 운전을 하게 되면 사고 위험이 높아질 수 밖에 없습니다. 당연히 갑작스럽게 마주하게 되는 예측 불가능한 사태의 판단도 어려워집니다.

치매가 아니라도 실패하기 쉬운 주의 전환

만화에서 설명한 가속 페달과 브레이크 페달을 잘못 밟는 예는 주의 기능의 문제로 인해 생기는 일입니다. 이는 사실 치매 환자나 고령자 뿐만 아니라, 우리 일상에서 종종 일어나는 일입니다. 알고 있지만 잘못된 행동을 하는 것을 '슬립'slip이라고 하는데, 이는 기억 오류로 인한 절차 혼동이나 계획 자체의 실수로 인해 일어나며, 나이와는 관계 없이 발생하기 때문에 '인간요인오류'human error라고 하기도 합니다.

만화에서 설명한 슬립은 가속 페달에서 브레이크 페달로 능숙하게 주의를 전환시키지 못했기에 일어난 일인데, 이는 전환 주의 기능의 역할이며, 작업기억의 영역에 속합니다.

전환 주의 능력이 저하되는 경우, 한 가지 일에 과도하게 집중하여 다음 행동으로 이어지지 못하거나, 어떤 일의 일부분에 집착하거나, 물건을 찾을 때 같은 곳을 계속 뒤지는 행동을 보입니다. 이 경우는 일의 순서를 명확히 정해주거나 종료 신호를 설정하는 방법이 효과적입니다.

물론 노화나 치매의 영향으로 주의 전환 자체가 어려워지는 경우도 있지만, 주의는 전환했으나 몸이 그에 따라주지 못해서 다른 페달을 실수로 밟게 되는 신체적 요인도 간과할 수 없습니다.

가족의 동승이 항상 좋은 것은 아니다

고령자가 운전할 때, 걱정이 되어 가족이 함께 타는 경우가 있습니다. 가족이 타면 아무래도 이런저런 간섭을 하게 되는데, 사실 이런 행동은 오히려 도움이 되지 않습니다. 인지 기능이 저하되면 도중에 방해를 받는 것이 문제가 될 수 있기 때문입니다.

예를 들어 '꽃', '고양이', '전철'이라는 단어를 말해주고, 기억했다가 다시 말하도록 한다고 해봅시다. 중등도 치매를 가진 사람도 대답할 수 있습니다. 하지만, 단어를 말해주고 다른 이야기를 한 뒤에 '앞서 말한 3개의 단어를 말해보세요'라고 하면 어렵지 않게 대답할 수 없게 됩니다. 이처럼 도중에 방해나 간섭을 받게 되면 할 수 있었던 일도 할 수 없게 됩니다.

실제로 치매 환자들은 '집에 돌아오면 슬리퍼로 갈아 신는다'는 간단한 일상의 동작도, 누군가가 슬리퍼의 위치를 바꿔놓으면 할 수 없는 경우가 있습니다. 치매 환자는 평소와 다른 상태에 매우 취약하기 때문입니다. 운전의 경우, 내비게이션의 안내나 가족의 지시가 오히려 익숙함을 깨뜨리기 때문에, 평소 다니던 길임에도 사고를 낼 확률이 높아질 수 있습니다.

자동차 사고는 사람의 목숨과 밀접한 관계가 있기 때문에 치매환자는 자동차 운전을 하지 않는 것이 물론 가장 좋지만, 치매환자가 일상적으로 반복하던 다른 일은 스스로 할 수 있도록 간섭하지 않는 것이 도움이 됩니다.

운전 미숙은 치매 환자만의 문제는 아니다

누구나 나이가 들면서 인지 기능 저하를 경험합니다. 그런데 운전처럼 복잡하지만 몸이 기억하는 행동에는 크게 어려움이 없기 때문에, 이런 활동을 통해 자신의 인지 기능이 떨어졌다는 것을 알기는 어렵습니다. 이를 '메타 인지 저하'라고 합니다.

면허 갱신을 위한 검사 빈도가 연령대별로 다르게 이루어지기는 하지만, 이 검사를 통과한다고 해도 신체의 다른 기능, 예를 들어 청각 기능이나 다리를 민첩하게 움직이는 것이 저하되었을 가능성이 있습니다.

　고령자 자동차 사고 원인의 대부분은 치매보다는 노화로 인한 것이 많습니다. 그렇기에 사고를 낸 고령자 모두가 치매 환자인 것은 아닙니다. 나이가 들면 반응과 판단이 모두 느려지는데, 고령 운전자는 여전히 자기 속도를 기준으로 운전을 합니다. 사람에 따라 노화의 정도와 기능 저하 여부가 다르고, 원래 가진 운전 기술 수준도 다르기 때문에 앞으로 고령자 운전에 대한 세심한 대책이 필요합니다.

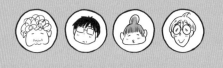

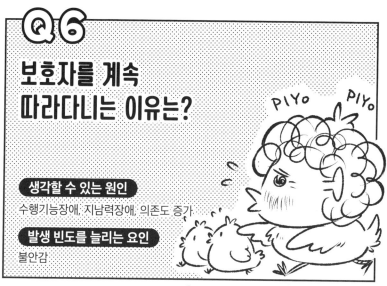

Q6

보호자를 계속 따라다니는 이유는?

생각할 수 있는 원인
수행기능장애, 지남력장애, 의존도 증가…

발생 빈도를 늘리는 요인
불안감

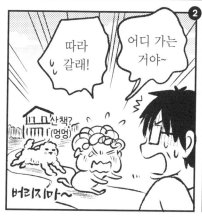

2

따라 갈래!

어디 가는 거야~

산책? (멍멍)

버리지마~

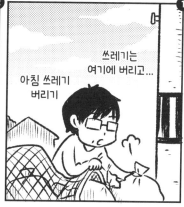

1

쓰레기는 여기에 버리고…

아침 쓰레기 버리기

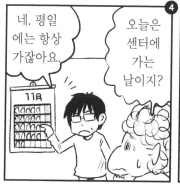

4

네. 평일 에는 항상 가잖아요.

오늘은 센터에 가는 날이지?

11月

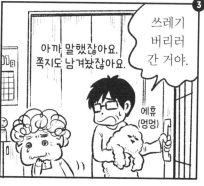

3

쓰레기 버리러 간 거야.

아까 말했잖아요. 쪽지도 남겨놨잖아요.

에휴 (멍멍)

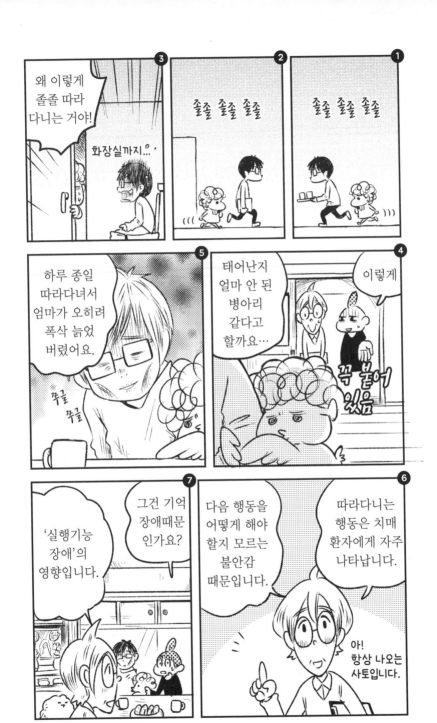

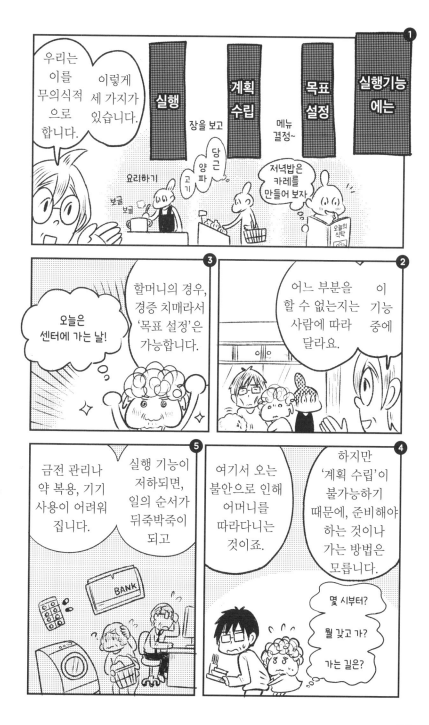

① 실행기능 에는

목표 설정

계획 수립

실행

우리는 이를 무의식적으로 합니다.

이렇게 세 가지가 있습니다.

메뉴 결정~

장을 보고

저녁밥은 카레를 만들어 보자

당근 양파 고기

요리하기

보글 보글

오늘의 식탁

② 어느 부분을 할 수 없는지는 사람에 따라 달라요.

이 기능 중에

③ 할머니의 경우, 경증 치매라서 '목표 설정'은 가능합니다.

오늘은 센터에 가는 날!

④ 하지만 '계획 수립'이 불가능하기 때문에, 준비해야 하는 것이나 가는 방법은 모릅니다.

몇 시부터?

뭘 갖고 가?

가는 길은?

여기서 오는 불안으로 인해 어머니를 따라다니는 것이죠.

⑤ 실행 기능이 저하되면, 일의 순서가 뒤죽박죽이 되고

금전 관리나 약 복용, 기기 사용이 어려워집니다.

BANK

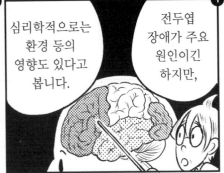

2 당연하다고 생각했던 일을 못하게 되는 건가…

1 전두엽 장애가 주요 원인이긴 하지만,

심리학적으로는 환경 등의 영향도 있다고 봅니다.

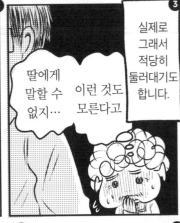

4 변해버린 자신의 모습에서 오는 상처와 불안을 피하기 위해

간병인을 계속 따라 다니는 것이죠.

매일 잘 가면서 왜 그래요.

오늘 복지관 가는 날이지? 저기 있잖아.

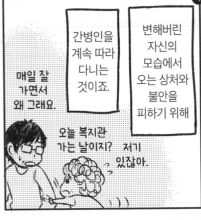

3 실제로 그래서 적당히 둘러대기도 합니다.

딸에게 말할 수 없지… 이런 것도 모른다고

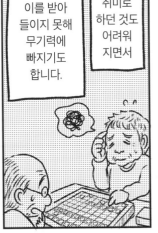

6 그래서 최근 할머니가 집에만 계셨나…

쇼핑하는 거 좋아 했는데…

물건이 너무 많아서 헷갈려...

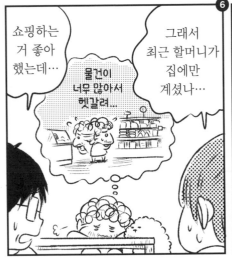

5 취미로 하던 것도 어려워 지면서

이를 받아 들이지 못해 무기력에 빠지기도 합니다.

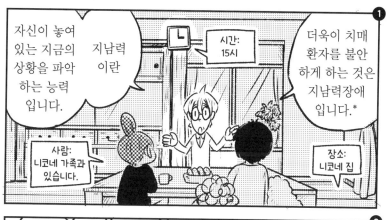

① 지남력이란 자신이 놓여 있는 지금의 상황을 파악하는 능력입니다.

시간: 15시
ㄴ
사람: 니코네 가족과 있습니다.
장소: 니코네 집

더욱이 치매 환자를 불안하게 하는 것은 지남력장애입니다.*

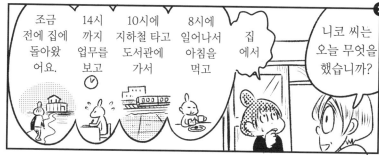

② 니코 씨는 오늘 무엇을 했습니까?

집에서 8시에 일어나서 아침을 먹고 10시에 지하철 타고 도서관에 가서 14시까지 업무를 보고 조금 전에 집에 돌아왔어요.

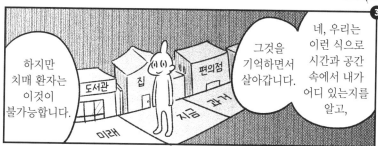

③ 네, 우리는 이런 식으로 시간과 공간 속에서 내가 어디 있는지를 알고,

그것을 기억하면서 살아갑니다.

하지만 치매 환자는 이것이 불가능합니다.

도서관 집 편의점
미래 지금 과거

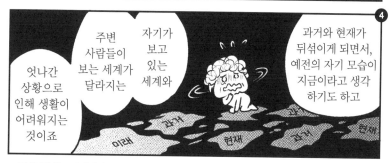

④ 과거와 현재가 뒤섞이게 되면서, 예전의 자기 모습이 지금이라고 생각하기도 하고

자기가 보고 있는 세계와 주변 사람들이 보는 세계가 달라지는

엇나간 상황으로 인해 생활이 어려워지는 것이죠

미래 과거 과거 현재 과거 과거 현재

* 지남력장애는 7장에서 자세히 다룹니다.

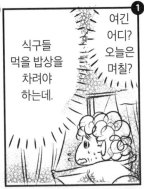

③ 나… 왜 이러는 거야?

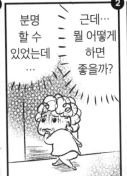

② 분명 할 수 있었는데…

근데… 뭘 어떻게 하면 좋을까?

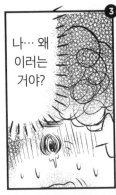

① 식구들 먹을 밥상을 차려야 하는데.

여긴 어디? 오늘은 며칠?

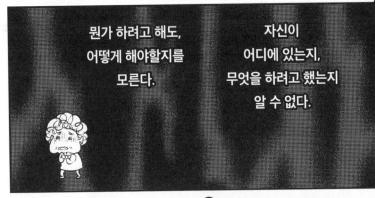

④ 뭔가 하려고 해도, 어떻게 해야할지를 모른다.

자신이 어디에 있는지, 무엇을 하려고 했는지 알 수 없다.

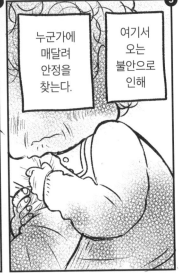

⑥ 할머니도 자신을 돌봐주는 간병인에게 의지하며 안정을 찾고자 하는 것이죠.

보통 어린이에게 많이 보이는 행동입니다.

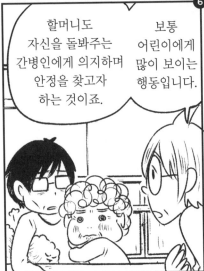

⑤ 누군가에 매달려 안정을 찾는다.

여기서 오는 불안으로 인해

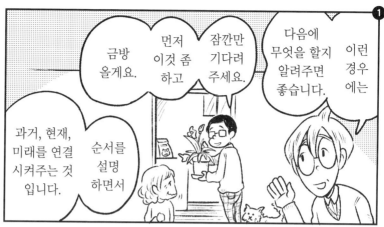

①

금방 올게요.

먼저 이것 좀 하고

잠깐만 기다려 주세요.

이런 경우에는

다음에 무엇을 할지 알려주면 좋습니다.

과거, 현재, 미래를 연결 시켜주는 것 입니다.

순서를 설명 하면서

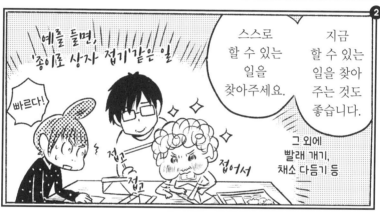

②

예를 들면, '종이로 상자 접기'같은 일

빠르다!

접고 접고

접어서

스스로 할 수 있는 일을 찾아주세요.

지금 할 수 있는 일을 찾아 주는 것도 좋습니다.

그 외에 빨래 개기, 채소 다듬기 등

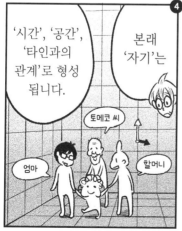

③

엄마가 이렇게 고독 했구나…

…

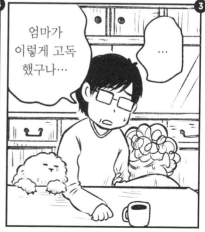

④

'시간', '공간', '타인과의 관계'로 형성 됩니다.

본래 '자기'는

토메코 씨

엄마

할머니

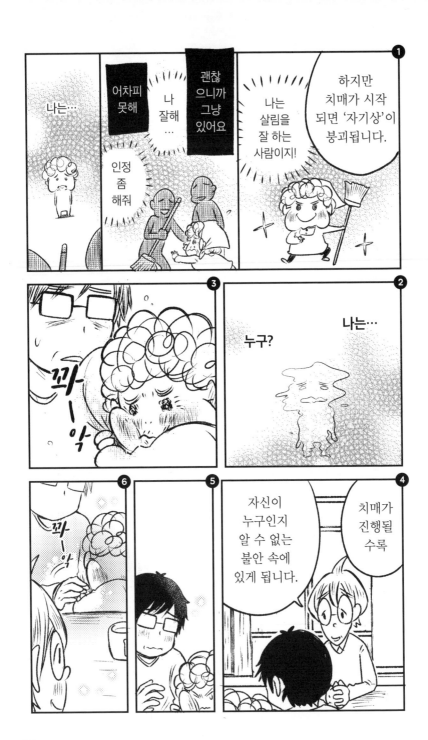

간병인을 계속 따라다니면서
떨어지려고 하지 않을 때

1

다음에 할 것을 알려준다.

2

지금 할 수 있는 것을 하게 한다.

3

평소 생활 중 어느 부분을 할 수 없는지 살펴본다.

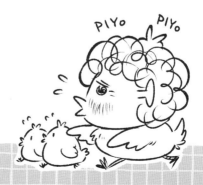

제6장

보호자를 계속 따라다니는 이유는?

치매 환자가 간병인을 계속 따라다니거나, 간병인이 잠시라도 보이지 않으면 계속 찾는 경우가 있습니다. 이런 경우 간병인은 자신이 해야 할 일을 하지 못하게 되어 곤란함을 겪게 됩니다.

치매 환자의 이런 행동은 자신이 무엇을 해야 할지 모르는 상태에서 오는 불안이 원인입니다. 왜 치매 환자는 무엇을 해야 할지 모르는 상태가 될까요?

이는 기억장애나 지남력장애와도 관계가 있지만, 이번 장에서는 '실행 기능 장애'와 관련된 부분을 살펴보겠습니다.

실행기능장애

실행 기능은 쉽게 말해 목표를 정하고, 계획을 세우고, 순서를 정하여 실행하는 능력입니다. '계획plan, 실행do, 평가see', 'PDCA(계획, 실행, 평가, 개선)'와 같이 어떤 일을 하는 과정을 생각해보면 더 이해가 쉽습니다. (그림 8)

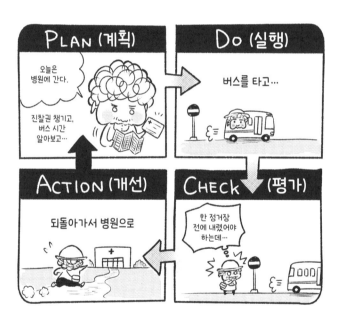

그림 8. 일상생활의 PDCA

우리가 하는 일상생활의 행동도 이런 과정을 거칩니다. 병원에 가는 것을 예로 들어보겠습니다. 먼저 '병원에 간다'는 목표를 세웁니다. 그리고 이 목표를 위해 버스 시간표를 확인하고, 몇 시에 집에서 나갈지를 결정하는 등의 구체적인 일정을 계획합니다. 계획대로 집을 나서고, 버스를 타고, 상황에 맞게 계획을 수정해서 진행해가며 병원에 도착하게 됩니다.

이와 같은 과정을 가능하게 하는 것이 실행 기능이며, 이는 5장에서 설명한 주의 기능처럼 전두엽의 배외측 전전두피질이 담당합니다. 실행기능장애는 알츠하이머형 치매 중기 이후 많이 나타납니다.

목표·계획·실행 중 어느 부분을 할 수 없는 걸까?

경도 치매의 경우, 목표 설정은 가능하지만 구체적 계획을 세울 수 없는 경우가 많습니다. 병원 가는 날인 것은 알고 있으나 가는 길이나 방법을 모르고, 병원에 도착한다 해도 무엇을 해야 하는지 모르는 것입니다. 경도 치매 환자는 자신이 계획을 세울 수 없다는 것을 알고 있기 때문에, 보호자에게 동행을 요청하기도 합니다. 이후 치매가 심해지면 병원에 가야 한다는 목표 설정도 어려워집니다.

목표·계획·실행 중 어느 단계에서 문제가 생기는지는 사람에 따라 다릅니다. 그렇기에 사례별로 조사하여 지원을 해야 합니다. 아버지가 치매에 걸려 아들과 함께 살게 되었는데, 혼자 화장실에 갈 수 없어 어려움을 겪었던 사례를 접한 적이 있습니다. 이 사례를 이해하기 위해 아버지가 화장실에 가야 한다는 사실 자체를 잊었을 가능성과, 화장실에 가야 한다는 것은 알지만 가서 어떻게 해야 하는지를 잊었을 가능성 모두를 고려해보았습니다.

결과적으로 이 사례에서의 문제는, 아들 집 화장실 문을 여는 방법을 몰랐던 것이었습니다. 이전에 살던 집의 화장실은 미닫이문이었는데, 아들 집은 여닫이문이었던 것입니다. 화장실 문을 열지 못한 아버지는 화장실 앞에서 울고 있었다고 합니다. 이렇게 문제를 발견하게 되면, 화장실 문을 열어두거나 하는 방법을 사용하여 문제를 해결할 수 있게 됩니다.

자신이 아무 것도 할 수 없다는 좌절감

간병인에게서 떨어지지 않는 이유 중에는 '자신이 아무 것도 할 수 없다는 좌절감'을 겪고 싶지 않기 때문일 수 있습니다. 무엇을 해야 할지 모른다는 것은 자신이 어떤 일을 했다가 실패할지도 모른다는 불안을 일으키기 때문입니다.

실행기능장애의 정도에 따라 지금까지 당연하게 해왔던 일을 할수 없게 될 수 있습니다. 치매 환자는 이로 인해 좌절 경험을 하게되고, 이 경험이 계속 쌓여 무기력해지거나 누군가가 해줄 것을 마냥 기대하게 되는 상태도 될 수 있습니다.

앞서 경도 치매 환자가 보호자에게 병원 동행을 요청할 수 있다고 했는데, 이 또한 병원에 가는 방법을 모르기 때문에 누군가가 자신을 데려가주면 아무렇지 않게 괜찮은 상태처럼 보일지 모른다는 심리가 깔려 있습니다.

쉽게 강매 당하는 이유는?

실행 기능 저하는 치매 환자가 쉽게 강매를 당하는 이유이기도 합니다. 판단력 저하로 인한 것이기도 하지만, 구매를 위한 계약 사항을 이해하지 못한 것을 숨기기 위해 무조건 구매를 해버리는 경우도 있기 때문입니다.

루 할머니도 방문 판매원에게 당장 쓸모가 없는 커다란 보관용기를 샀는데, 판단력 문제로 인해 방문 판매원의 설명을 이해하지 못한 것, 그리고 자신이 이해하지 못했다는 것을 숨기기 위해 불리한 구매 조건임에도 다 알아들은 것처럼 구매를 해버렸기 때문입니다. 가족들에게 자신의 기능 저하를 숨기기 위해 '내가 원해서 샀다'고 말하기도 했습니다. 이처럼 치매 환자는 자신의 기능이 점점 떨어지고 있다는 것을 계속 마주하게 됩니다. 이는 참으로 괴로운 일입니다.

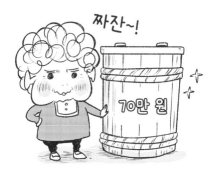

지남력장애

치매 환자가 계획과 실행에 어려움을 겪는 것은 자신이 언제, 어디에서, 누구와 있는지를 파악하기가 어려워지기 때문입니다.

자신이 있는 시간적, 공간적 위치 등을 인식하지 못하는 것을 지남력장애라고 합니다. 이에 관하여 다음 장에서 더 자세히 설명하겠지만, 지남력장애를 겪으면 '과거와 현재, 미래를 구별할 수 없게 된다'는 것이 핵심입니다.

인간이 현재를 살아가기 위해서는 과거와 미래를 것을 인식해야 합니다. 그러나 치매 환자는 '현재'를 알 수 없습니다. 과거와 현재가 뒤섞여버리기 때문입니다. 그래서 과거 자신의 모습으로 행동하기도 하고, 지금 일어난 일도 현재의 관점에서 보지 않기 때문에 전혀 다른 이해를 하기도 합니다. 계속 이런 상황을 겪게 되면 '현재의 나'를 인식할 수 없게 되고, 미래에 대한 불안을 가질 수 밖에 없습니다. 그렇기 때문에 누군가가 항상 있지 않으면 더 불안해지는 것입니다.

과거와 현재와 미래를 연결해주자

치매 환자가 계속 따라다니기 시작하면, '지금 ○○를 하고, 그 다음에는 ××를 할게요', '이게 끝나면 바로 돌아올게요'와 같이 시간 순서를 연결해서 이야기를 해주어 환자를 안심시켜 주는 것이 좋습니다.

이런 방식은 치매 환자가 지금 자신이 할 수 있는 일을 하게 도와주어 자존감 향상에도 도움을 줄 수 있습니다. 자존감 향상은 불안 해소에 도움을 줍니다.

전두엽장애의 진행에 따라 자기도 모르게 계속 따라다니는 경우도 있을 수 있습니다. 이런 경우는 주의 전환을 위해 치매 환자가 좋아하는 다른 일을 하도록 해주는 것이 도움이 됩니다.

실행 기능? 수행 기능?

최근에는 실행 기능 장애를 수행 기능 장애라고 하는 경우도 있습니다. 전두엽이 하는 기능 중 영어로 Central Executive System이라고 부르는 것이 있습니다. 이를 번역하면 '중앙집행기'입니다. 치매 환자가 일을 계획하고 실행하는 것을 어려워하게 되는 이유를 중앙집행기의 문제라고 생각해서 이를 실행 기능 장애라고 했던 것입니다. 이는 뇌의 기능에 초점을 맞춘 것으로, 인지 심리학이나 신경 심리학 용어라고 할 수 있습니다.

하지만 일상 생활에서 계획과 실행이 어려워지는 이유는 비단 중앙집행기의 문제만은 아닙니다. 환자의 상태나 감정 등의 이유들도 있기 때문입니다. 그래서 최근에는 '실행 기능'이 아니라 '수행 기능'이라고 부르는 연구자들도 있습니다.

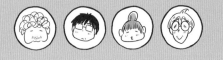

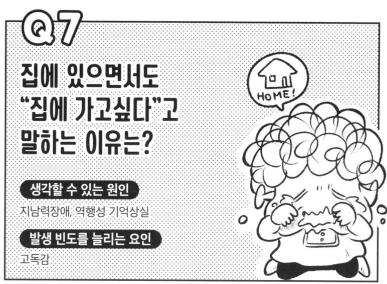

Q7

집에 있으면서도 "집에 가고싶다"고 말하는 이유는?

생각할 수 있는 원인
지남력장애, 역행성 기억상실

발생 빈도를 늘리는 요인
고독감

HOME!

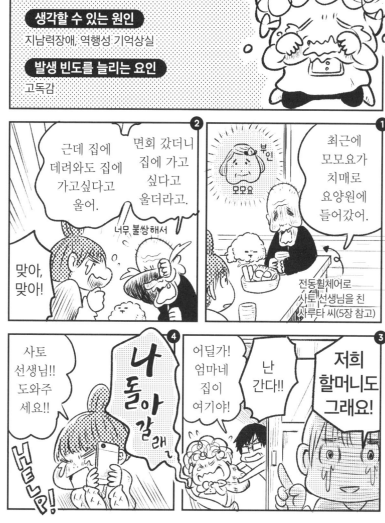

①
최근에
모모요가
치매로
요양원에
들어갔어.

부인
모모요

전동휠체어로
사토 선생님을 친
사루타 씨(5장 참고)

②
근데 집에
데려와도 집에
가고싶다고
울어.

면회 갔더니
집에 가고
싶다고
울더라고.

너무 불쌍해서

맞아,
맞아!

③
저희
할머니도
그래요!

④
사토
선생님!!
도와주
세요!!

어딜가!
엄마네
집이
여기야!

난
간다!!

나 돌아갈래

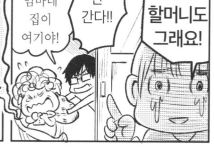

147

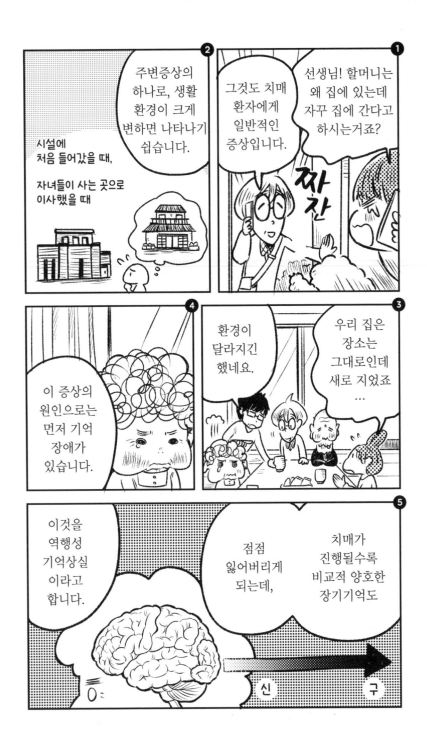

148

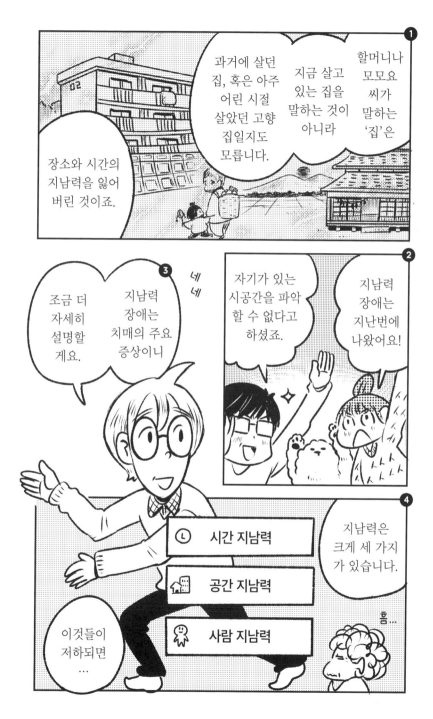

149

시간 지남력장애

지금이 언제인지 알 수 없게 된다.

현재 계절이나 시간이 알 수 없게 되거나 먼 과거의 일을 현재라고 생각해 버린다.

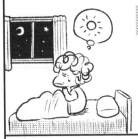

초기

공간 지남력장애

지금 어디에 있는지 알 수 없게 된다.

잘 알고 있는 장소에서 길을 잃어버리거나 집에 간다고 말하면서도 모르는 길로 가 버린다.

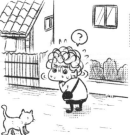

중기

사람 지남력장애

눈앞에 있는 사람이 누구인지 알 수 없게 된다.

함께 살고 있는 가족을 몰라보거나 증상이 진행되면 자신의 형제자매나 자식을 헷갈려 하는 경우도 있다.

엄마!

후기

❷

친척 얼굴 못 알아봄

집 안에서 길을 잃어 화장실 못 감

한 밤중에 일어나 우편함 확인

이런 일 없으셨어요?

있어요. 있어!

없어요.

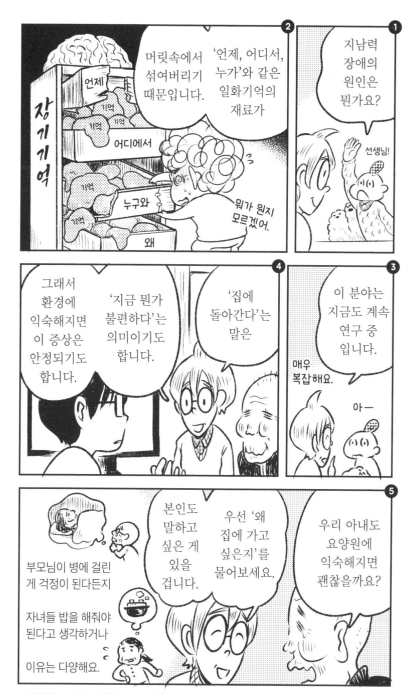

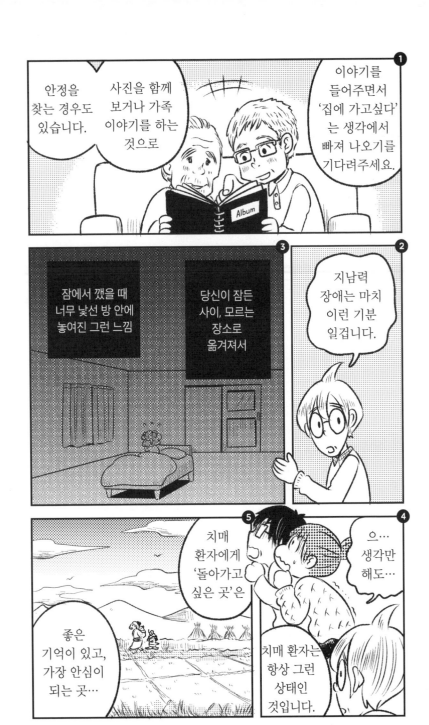

① 이야기를 들어주면서 '집에 가고싶다'는 생각에서 빠져 나오기를 기다려주세요.

안정을 찾는 경우도 있습니다. 사진을 함께 보거나 가족 이야기를 하는 것으로

② 지남력 장애는 마치 이런 기분일겁니다.

③ 잠에서 깼을 때 너무 낯선 방 안에 놓여진 그런 느낌

당신이 잠든 사이, 모르는 장소로 옮겨져서

④ 으… 생각만 해도…

치매 환자는 항상 그런 상태인 것입니다.

⑤ 치매 환자에게 '돌아가고 싶은 곳'은

좋은 기억이 있고, 가장 안심이 되는 곳…

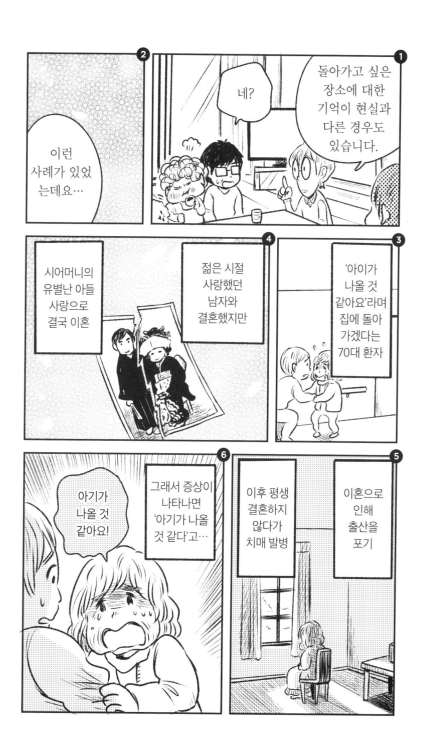

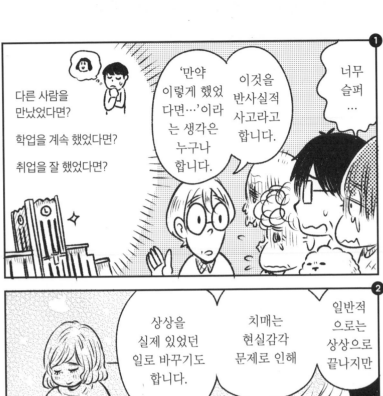

1

다른 사람을 만났었다면?

학업을 계속 했었다면?

취업을 잘 했었다면?

'만약 이렇게 했었다면…'이라는 생각은 누구나 합니다.

이것을 반사실적 사고라고 합니다.

너무 슬퍼…

2

상상을 실제 있었던 일로 바꾸기도 합니다.

치매는 현실감각 문제로 인해

일반적으로는 상상으로 끝나지만

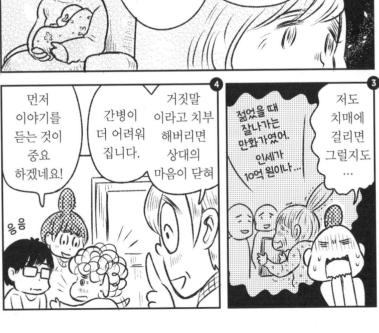

4

먼저 이야기를 듣는 것이 중요하겠네요!

간병이 더 어려워집니다.

거짓말이라고 치부해버리면 상대의 마음이 닫혀

응응

3

저도 치매에 걸리면 그럴지도…

젊었을 때 잘나가는 만화가였어. 인세가 10억 원이나…

'집에 돌아가고싶다'고 할 때

1

왜 돌아가고 싶은지, 돌아가서 무엇을 하고 싶은지 묻는다.

2

잠시 기다렸다가 화제를 바꾼다.

3

새로운 환경에 적응하는 것을 기다린다.

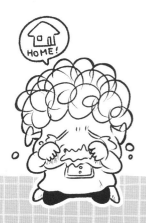

제7장

집에 있으면서도
"집에 가고싶다"고 말하는 이유는?

"집에 가고싶다"고 말하는 증상은 알츠하이머형 치매에서 자주 보이는 주변증상 중 하나입니다. 그런데 이 증상이 요양 시설에 있는 치매 환자에게만 나타나는 것은 아닙니다. 루 할머니처럼 집에 있지만 "집에 가고싶다"고 말하는 경우도 많기 때문입니다. 가족들 입장에서는 매우 당황스럽고 곤란한 일입니다.

사실 루 할머니가 말하는 '집'은 지금 살고 있는 집을 말하는 것이 아닙니다. 루 할머니의 기억 속에 있는, 가장 안심할 수 있는 편안한 곳이 바로 '집'인 것입니다.

"집에 가고싶다"고 말하게 되는 원인으로 기억장애와 지남력장애가 있습니다. 특히 지남력장애는 치매 환자의 중요한 특징이지만, 발생 원인 등에 관한 심리학적 연구는 많이 이루어지지 않은 실정입니다.

지남력이란?

지남력은 쉽게 말해 자신의 시공간 위치를 인식하는 능력입니다. 영어로는 오리엔테이션orientation이라고 합니다.

어릴 때 지도와 나침반, 그리고 야외에 설치된 힌트를 보고 목적지를 찾아가는 야외 활동 경험이 있는 독자들도 있을 것입니다. 지도나 나침반 등의 정보를 보고 길을 찾을 수 있는 능력이 바로 지남력입니다.

지남력은 과거, 현재, 미래를 인식하는 능력이기도 합니다. 따라서 이 능력이 저하되면 시간의 흐름 속에서 자신을 인식할 수 없게 되어 불안이 높아지게 되는 것입니다.

만화에서 지남력장애를 겪는 사람이 느끼는 불안을 '잠에서 깼을 때, 전혀 모르는 장소에 있는 상황에서의 느낌'이라고 설명했습니다. 좀 더 쉬운 예를 들자면, 전혀 말이 통하지 않는 해외 여행에서 함께 갔던 동료들을 놓쳐 혼자 남게 되었을 때 느끼는 당혹감과 비슷할 것입니다.

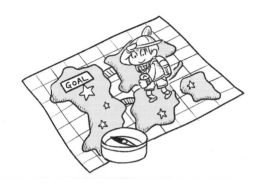

기억 저하와의 관계

2장과 3장에서 치매의 특징으로 기억력 저하가 발생하며, 특히 알츠하이머형 치매 초기에 나타나는 일화기억 저하는 단기기억을 장기기억으로 이행할 수 없기 때문에 일어난다고 했습니다.

장기기억은 입수된 정보를 시간이나 장소로 분류하여 저장합니다. 도서관에 책이 종류별로 분류되어 있는 것을 생각하면 이해가 쉽습니다. 알츠하이머형 치매는 이렇게 정보를 분류하고 기억하는 것이 어려워지기 때문에 언제, 어디서, 누구와 만났는지와 같은 정보가 뒤죽박죽으로 남아있게 됩니다. 그래서 일화기억이 장기기억이 되지 못하고, 자기 자신도 언제 누구와 어디서 함께 있었는지 알 수 없기 때문에 지남력장애를 겪게 되는 것이라고 생각할 수 있습니다.

유아기 기억이 없는 이유

지남력은 대략 3세 이후 발달한다고 알려져 있습니다. 실제로 3세 이전의 기억을 가지고 있는 사람은 없습니다. 이는 유아기 기억이 없는 것이 아니라, 지남력이 발달하지 않아 만난 사람, 경험했던 일을 시공간 좌표축에 기록할 수 없어 일화기억을 장기기억으로 저장하지 못했기 때문이라고 할 수 있습니다.

일반적인 성인의 하루 일과의 마지막은 '집에 간다'로 끝납니다. 하지만 유아는 '집에 가야한다'는 생각을 하면서 놀지 않습니다. 그래서 놀다가 도중에 잠들어버리기도 하는 것입니다. 유아는 '지금', '이 장소'만 생각하고, 그 순간을 삽니다. 그렇기에 기억이 남지 않고, 재구성도 할 수 없는 것입니다. 치매 환자도 이와 마찬가지라고 할 수 있습니다.

루 할머니가 돌아가고 싶은 '집'

루 할머니도 지남력장애로 자신이 어떤 시공간에 있는지 알 수 없습니다. 다음 장에서 다룰 사례지만, 루 할머니가 "부모님을 만나러 가겠다"며 다른 사람들의 말을 듣지 않았던 일도 있었습니다. 이미 돌아가셨다고 말해도 "그럴리가 없어!"라고 화를 냈다고 합니다. 자세히 이야기를 들어보니, 루 할머니는 자신을 어린아이라고 생각하여 부모님을 만나러 간다고 말한 것이었습니다.

루 할머니에게는 부모님이 편안하고 안정을 주는 존재였기 때문에, 지금 자신이 느끼는 외로움과 고독을 채워줄 수 있다고 생각한 것일 수 있습니다. 루 할머니에게 '집'이란, 부모님이 계시는 어린 시절의 집인 것입니다.

요양 시설의 경우, 입소 후 2~3개월쯤 되면 집에 돌아가고 싶다고 하거나, 시설 밖으로 뛰쳐나가는 일이 자주 있습니다. 이를 '입소 부적응'이라고 합니다. 환경의 변화는 누구에게나 쉽게 적응하기 어려운 일이지만, 그나마 언제부터 언제까지 이곳에 있을 것이라는 사실을 알면 마음이 편해지기도 합니다. 그러나 치매 환자는 이를 알 수 없기 때문에, 낯선 환경이 항상 불편할 수 밖에 없습니다. "집에 가고싶다"는 말에는 치매 환자가 겪는 고독과 무료함, 불안이 담겨 있는 것입니다.

Q8

'배회'하는 이유는?

생각할 수 있는 원인
지남력장애; 인지기능장애; 상동행동
발생 빈도를 늘리는 요인
무료함; 강한 욕구

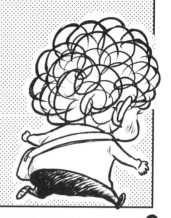

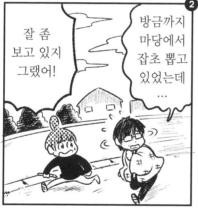

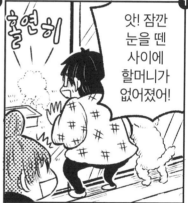

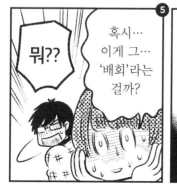

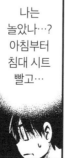

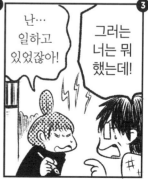

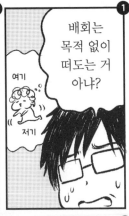

③ 길에 쪼그리고 앉아 계신 것을 발견했네요.

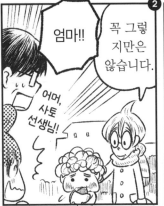

② 엄마!!

어머, 사토 선생님!

꼭 그렇지만은 않습니다.

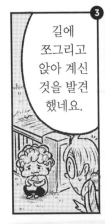

① 배회는 목적 없이 떠도는 거 아냐?

여기

저기

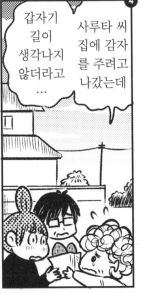

⑤ 주로 이 두 가지 입니다.

배회는 형태와 원인이 다른데요,

○ **목적이 있는 경우**
알츠하이머형 치매 등

○ **강한 욕구에 의한 경우**
전두측두엽 치매에 의한 주유(周遊), 주회(周徊)

먼저 '왜 나가는지'를 알아야 합니다.

원인에 따라 대응 방법이 달라집니다.

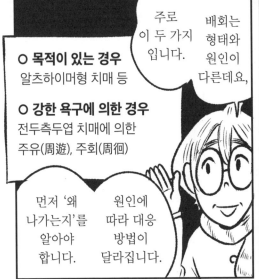

④ 사루타 씨 집에 감자를 주려고 나갔는데

갑자기 길이 생각나지 않더라고...

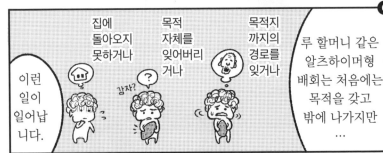

⑥ 루 할머니 같은 알츠하이머형 배회는 처음에는 목적을 갖고 밖에 나가지만...

집에 돌아오지 못하거나

목적 자체를 잊어버리거나

감자?

목적지 까지의 경로를 잊거나

이런 일이 일어납니다.

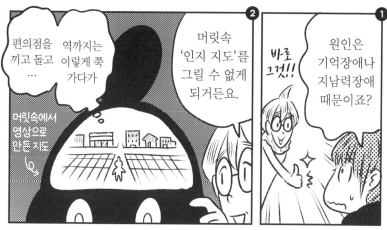

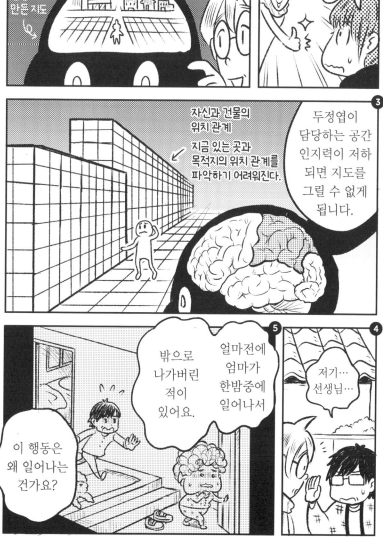

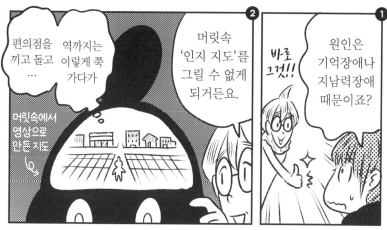

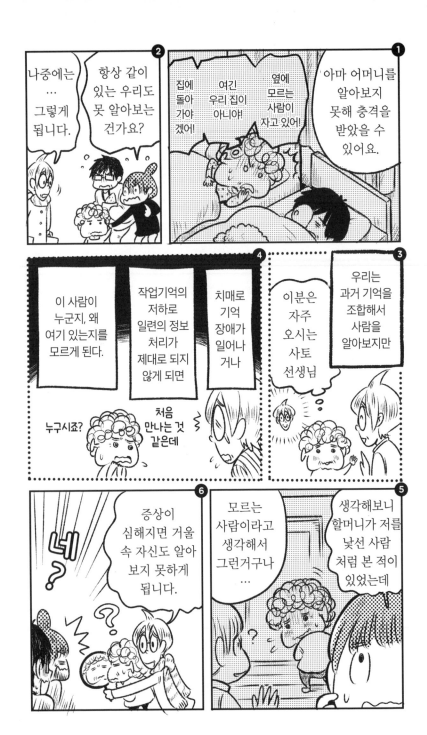

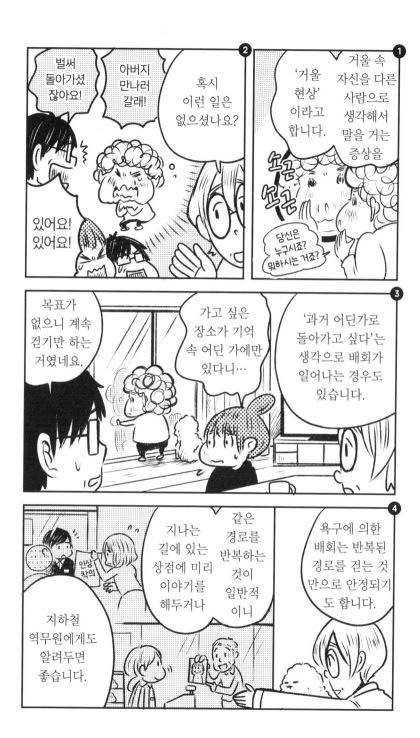

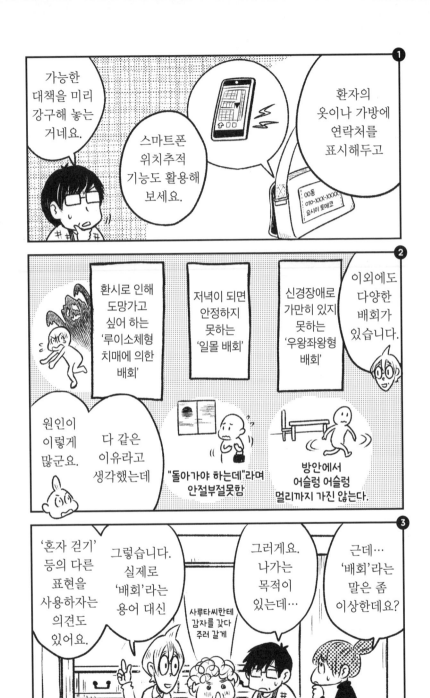

가능한 대책을 미리 강구해 놓는 거네요.

스마트폰 위치추적 기능도 활용해 보세요.

환자의 옷이나 가방에 연락처를 표시해두고

00동
010-XXX-XXXX
요시이 토메코

환시로 인해 도망가고 싶어 하는 '루이소체형 치매에 의한 배회'

저녁이 되면 안정하지 못하는 '일몰 배회'

신경장애로 가만히 있지 못하는 '우왕좌왕형 배회'

이외에도 다양한 배회가 있습니다.

원인이 이렇게 많군요.

다 같은 이유라고 생각했는데

"돌아가야 하는데"라며 안절부절못함

방안에서 어슬렁 어슬렁 멀리까지 가진 않는다.

'혼자 걷기' 등의 다른 표현을 사용하자는 의견도 있어요.

그렇습니다. 실제로 '배회'라는 용어 대신

사루타씨한테 감자를 갖다 주러 갈게

그러게요. 나가는 목적이 있는데…

근데… '배회'라는 말은 좀 이상한데요?

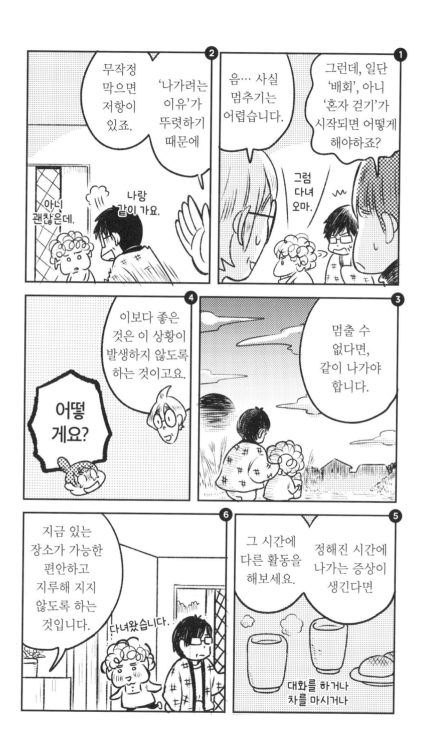

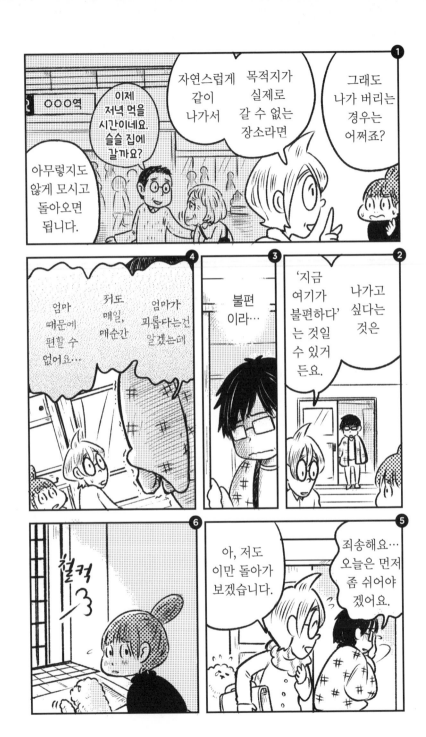

'배회'하게 된다면

1

배회가 일어날 만한 시간에 기분 전환을 시킨다.

2

자연스럽게 따라가서 말을 걸고, 함께 돌아온다.

3

주유·주회의 경우, 해당 경로에 있는 사람에게 연락
해 놓는다.

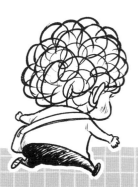

제8장

'배회'하는 이유는?

　치매 환자가 갑자기 집 밖으로 나가 돌아오지 않는 것을 '배회'라고 합니다. 조사에 따르면, 2018년 일본에서는 약 1,700명이 치매로 인해 행방불명으로 신고 되었다고 합니다.

　도쿄 노인 종합 연구소에서 근무하던 시기에 배회에 관한 연구를 한 적이 있습니다. 한번은 치매 환자가 밖으로 나가면 멈추지 않고 얼마나 걸어갈 수 있을지를 추적했는데, 최대 15킬로미터까지 이동할 수 있다는 결과가 나왔습니다.

　행방불명이 된 사람은 대부분 찾을 수 있다고는 하지만, 나가있는 동안 사고를 당하거나 하는 일이 생길 수 있기 때문에 가족들 입장에서는 그냥 기다리기도 어려운 일입니다. 그렇다고 항상 치매 환자를 따라다니면서 볼 수 없기 때문에, 아예 집 문을 밖에서 잠가 치매 환자가 나가지 못하도록 하는 경우도 많습니다.

목적 없이 서성거리는 것이 아니다

1장에서 언급했지만, 이런 증상을 '배회'라고 부르는 것은 증상을 정확하게 설명하는 것이 아니며, 오히려 편견을 조장한다는 비판도 있습니다.

'배회'의 사전적 정의는 '아무 목적도 없이 어떤 곳을 중심으로 어슬렁거리며 이리저리 돌아다님'입니다. 하지만 치매 환자는 목적과 목적지가 없는 것이 아닙니다.

치매 환자가 밖을 돌아다니는 이유를 크게 두 가지로 볼 수 있습니다. 하나는 알츠하이머형 치매에서 많이 나타나는 이유로, 어떤 목적을 가지고 나갔다가 그 목적을 잊게 되었거나, 목적을 가지고 나갔다가 길을 잃어 계속 걷기만 하게 되는 경우입니다. 두 번째 이유로는 전두측두엽 치매 환자에게 나타나는데, 같은 행동을 반복하는 전두측두엽 치매의 특징이 걷는 행동으로 나타나는 것입니다.

배회는 왜 일어나는 걸까?

루 할머니는 알츠하이머형 치매로, 밤중에 깨서 밖에 나가려고 하거나, '집에 가겠다'고 나서는 경우가 있었다고 합니다. 정확한 원인은 알 수 없지만, 7장에서 설명한 "집에 가고싶다"고 말하는 원인과 유사하게, 배회 역시 치매 환자가 자신이 안심할 수 있는 장소로 가고자 하는 동기가 원인일 수 있습니다. 남성 환자의 경우는 간혹 '직장으로 가야한다'고 말하는 경우도 있는데, 이 경우는 직장이 자신이 가장 좋아했고 편안했던 장소였던 것일 수 있습니다.

배회 또한 시설 입소나 이사와 같은 환경 변화가 있은 뒤 2~3개월 사이에 자주 일어납니다. 이를 통해 배회도 환경 변화에 적응을 하지 못하기 때문에 일어나는 것이라 볼 수 있습니다.

저녁이 되면 안절부절하며 밖으로 나가고자 하는 증상은, 사람이 외부 활동으로 인해 피곤해지면 집에 가려고 하는 것처럼, 신체적 피로를 느껴 '집'에 돌아가고자 하는 것일 수 있습니다. 혹은 저녁 시간에 몰려오는 무료함을 견딜 수 없어 밖으로 나가고자 하는 것일 가능성도 있습니다.

머릿속에 지도를 그릴 수 없다

앞서 밖으로 나갔다가 외출의 목적을 잃어버리고 배회하는 것은 기억장애의 영향이며, 외출 후 자신이 어디에 있는지 알 수 없는 것은 지남력장애의 영향이라고 설명했습니다. 이외에도 치매 환자가 배회를 하는 이유는 '인지 지도'를 그릴 수 없기 때문일 수 있습니다.

인지 지도는 쉽게 말해 '머릿속에 있는 지도'입니다. 지금 자신이 있는 장소부터 목적지까지 가는 길을 떠올리는 것을 인지 지도라고 합니다.

출근길에 편지를 부치기 위해 우체통에 들러야 한다고 가정해봅시다. 우체통이 어디 있는지 안다고 생각하고 그곳에 갔는데, 정작 우체통은 다음 골목에 위치하고 있을 수 있습니다. 이는 현실과 인지 지도가 다르기 때문입니다. 치매 환자는 공간을 파악하는 것이 더 어렵기 때문에, 인지 지도를 그리는 것이 훨씬 어렵습니다.

건물과 자신의 위치 사이의 관계를 알 수 없다

물건과 물건, 물건과 나의 위치 사이를 인식하는 것은 뇌의 두정엽이라는 부분이 관장합니다. (17, 19페이지 참조) 이곳에 문제가 생기면 물건 사이의 위치, 방향 등을 알 수 없게 됩니다.

길을 걷다보면 건물 등의 전체 풍경이 눈에 들어옵니다. 뇌에 문제가 없는 경우는 주변 건물의 방향과 위치를 파악하고 떠올릴 수 있습니다. 이것이 인지 지도를 만드는 작업입니다.

그러나 뇌에 문제가 생기게 되면 건물의 위치와 자신의 위치 사이를 파악하거나, 내가 있는 위치와 목적지 사이의 경로 등을 파악할 수 없게 됩니다. 그래서 길을 헤매게 되는 것입니다.

알츠하이머형 치매에서는 많이 나타나지 않지만, 시각을 담당하는 후두엽에 장애가 생기면 익숙한 길이었음에도 전혀 알아보지 못하는 증상이 나타나기도 합니다. 이 증상은 혈관성 치매 초기에 발생할 가능성이 있습니다.

이상한 거울

앞서 거울 속 자신에게 말을 거는 '거울 현상'을 소개했습니다. 지남력장애나 기억장애로 인해 자기 인식을 못하는 경우, 거울 속 비친 사람을 다른 사람으로 인식하여 말을 걸게 됩니다. 특히 많이 나타나는 것은 거울에 대고 소근소근 비밀 이야기를 하는 경우입니다. 거울에 비친 자신은 자신을 똑바로 보고 있기 때문에, 자기와 이야기를 하고 있다고 인식하는 것이라 생각할 수 있습니다.

하지만, 정말로 거울에 비친 사람을 다른 사람이라 생각한다고 확신할 수는 없습니다. 치매 환자가 거울에 대고 이야기를 하고 있을 때 치매 환자 뒤를 지나가면, 환자가 뒤를 돌아 지나간 사람을 확인하는 경우도 있기 때문입니다. 정말 거울에 비친 사람을 다른 사람이라 생각한다면, 뒤를 지나간 사람이 자기 뒤를 지나갔다고 생각하기는 어렵습니다. 치매 환자의 행동을 완전히 이해하는 것은 정말 어려운 일입니다.

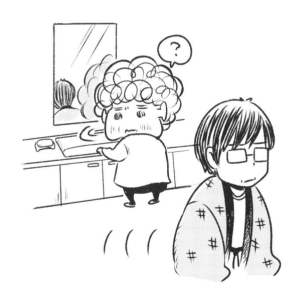

배회가 시작되었다면

일단 배회를 시작한 환자는 어디론가 가야한다는 생각에 사로잡히게 됩니다. 그래서 간병인이 못가게 막으면 강하게 저항하고, 심하면 폭력을 쓰기도 합니다.

그러므로 가장 좋은 것은 배회가 일어나지 않도록 하는 것입니다. 배회가 특정 시간에 주로 발생한다면, 앞서 설명했던 일몰증후군처럼 그 시간에 맞춰 다른 일을 하는 방법으로 기분 전환을 시킬 수도 있습니다.

루 할머니는 밤중에 일어나 밖으로 나가려는 경우가 많았다고 합니다. 주위가 어두우면 지남력장애가 더 심해집니다. 그렇기에 수면등을 켜거나 복도 등 필요한 곳에 조명을 켜두는 것이 좋습니다.

이미 나가버렸다면, 같이 나가 함께 걸으며 기분 전환을 할 수 있는 대화를 나누는 것이 좋습니다. '간식을 먹자'거나, 환자의 과거 이야기 등 환자가 흥미를 가질 수 있는 것을 제시하는 것이 도움이 됩니다. 다만, 환자에게 밖에서 걷는 것 자체가 좋은 경험이었을 수 있으니 잘 살펴야 합니다.

앞서 배회에 관한 연구를 했다고 이야기 했습니다. 연구를 하던 당시, 부부는 아니었지만 서로 손을 잡고 걷던 두 사람이 있었습니다. 두 사람은 혼자 걸을 때와 둘이 함께 걸을 때 걷는 속도가 달랐습니다. 둘이 걸을 때는 언제나 두 사람의 평균 보행 속도의 중간 쯤으로 걸었습니다. 서로를 배려하며 걷는 것이 마치 노부부의 산책같이 보였습니다. 배회 환자와의 동행은 이런 모습이어야 합니다.

배회가 사라졌다면

배회 분 아니라 치매의 주변증상은 시간이 지날 수록 점점 줄어듭니다. 생활 환경의 변화로 인해 "집에 가고싶다"고 말하거나 배회를 하다가도 2~3개월이 지난 후에는 이런 행동이 감소하는 경우가 대부분입니다.

이를 '새로운 환경에 익숙해졌기 때문'이라고 생각하는 사람이 많지만, 사실은 '포기'한 것일 수 있습니다.

'학습된 무기력'Learned Helplessness이라는 개념이 있습니다. 개 두 마리를 대상으로 실험을 했는데, 두 마리 모두에게 미세한 전기충격을 주었습니다. 이중 한 마리는 스스로 스위치를 누르면 전기충격을 멈출 수 있도록, 다른 한 마리는 스위치를 눌러도 충격을 멈출 수 없도록 했습니다. 실험 결과, 전자는 전기충격이 오면 스위치를 눌러 충격을 멈췄습니다. 그러나 후자는 자신이 스위치를 눌러도 충격이 멈추지 않는다는 것을 학습하여 스위치를 누르는 행동조차 하지 않았습니다. '무엇을 해도 충격이 멈추지 않는다'는 것을 학습했기 때문입니다. 이것이 '학습된 무기력'입니다.

이와 마찬가지로, 치매 환자 역시 새로운 환경에 익숙해진 것이 아니라, 포기한 것일 수 있습니다. 이런 경우 환자의 활력이나 의욕 자체가 떨어질 수 있는 위험성이 있습니다. 따라서 새로운 환경에 적응하여 의욕을 잃지 않을 수 있도록 소소한 즐거움을 제공할 필요가 있습니다.

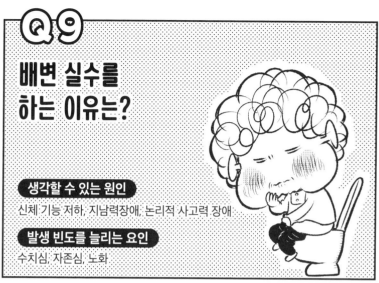

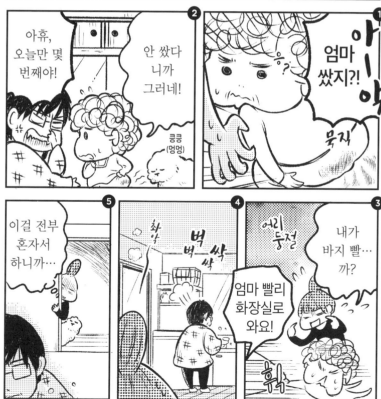

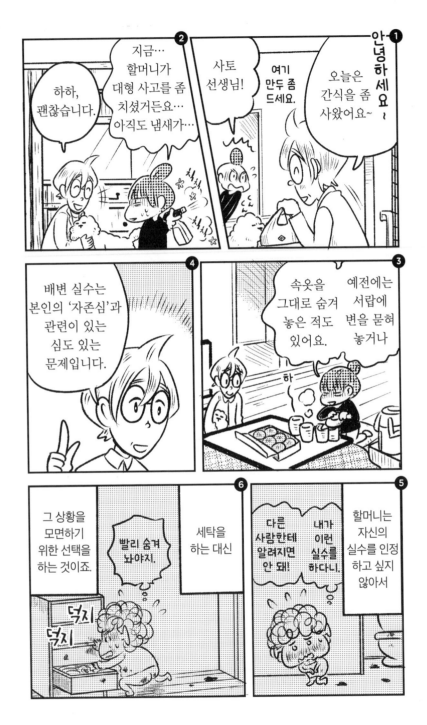

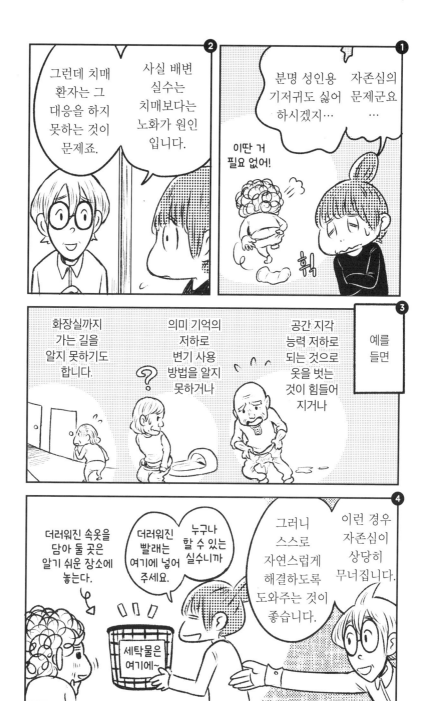

181

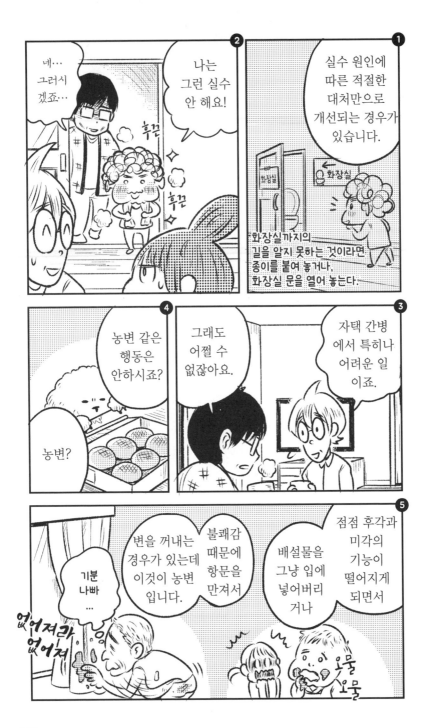

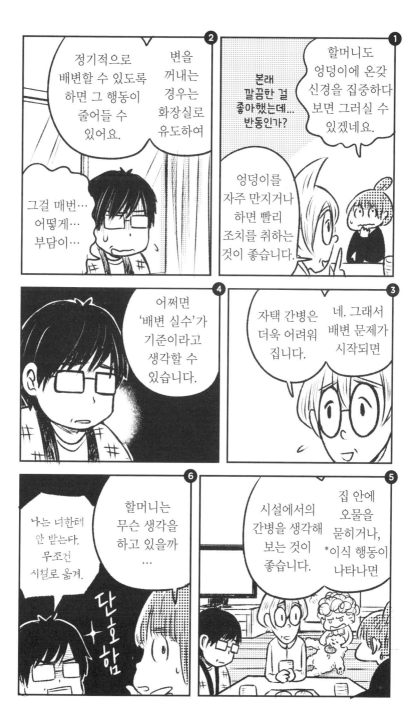

* 음식이 아닌 것을 입에 넣는 행위

183

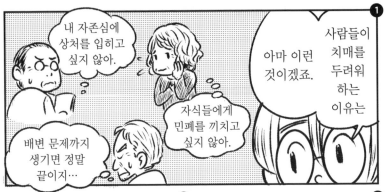

1

사람들이 치매를 두려워 하는 이유는

아마 이런 것이겠죠.

내 자존심에 상처를 입히고 싶지 않아.

자식들에게 민폐를 끼치고 싶지 않아.

배변 문제까지 생기면 정말 끝이지…

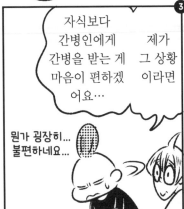

2

기저귀를 차게 되면서

가족들과의 대화가 줄어 들었다는 이야기도 자주 들었어요.

슬림형 팬츠 성인용 S

슬림형 팬츠 성인용

30장

120롤

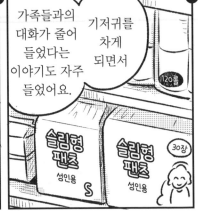

3

제가 그 상황 이라면

자식보다 간병인에게 간병을 받는 게 마음이 편하겠 어요…

뭔가 굉장히… 불편하네요…

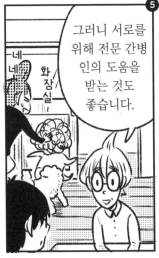

4

'폐를 끼치고 싶지 않다'는 마음에는

'자존심을 지키고 싶다' 라는 심리가 깔려있어요.

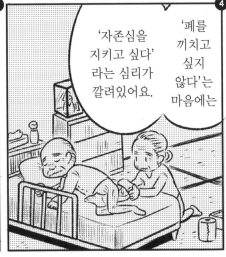

5

그러니 서로를 위해 전문 간병 인의 도움을 받는 것도 좋습니다.

네 네

화장실

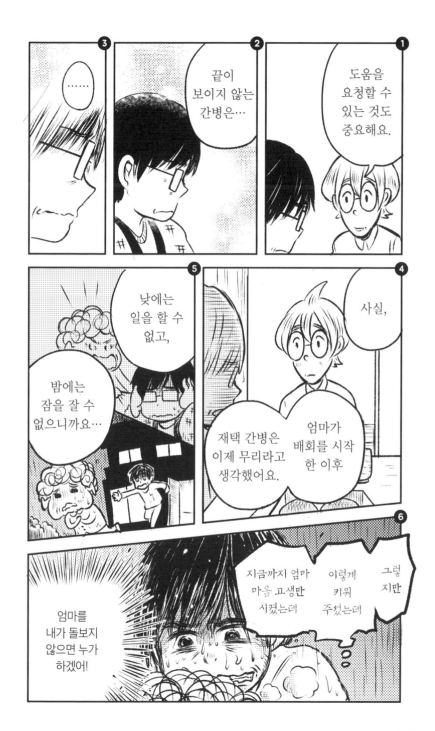

185

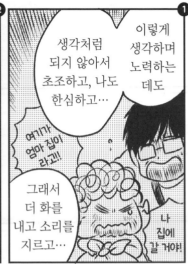
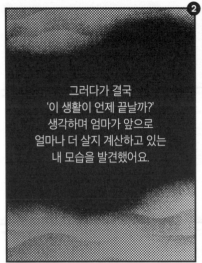
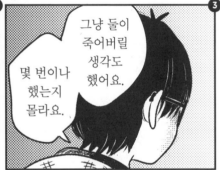
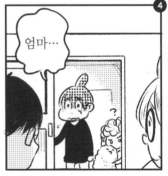
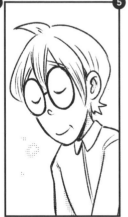
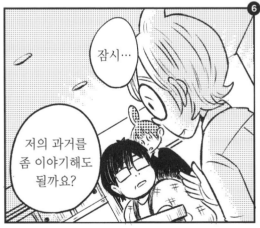

배변 실수가 생긴다면

1

배변 주기를 파악하여 화장실로 유도한다.

2

화장실까지 가는 통로를 알기 쉽게 해 놓는다.

3

전문가의 도움을 요청한다.

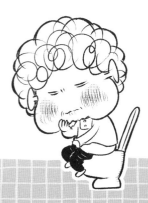

제9장

배변 실수를 하는 이유는?

　배변 실수는 치매 중기에 많이 나타나는 문제로, 간병인이 특히 어려워하는 문제입니다. 배변 실수와 함께 농변, 실금이 나타나기도 합니다.

　하지만 배변 실수의 원인이 치매에만 있다고 볼 수는 없습니다. 노화는 크게 세 단계를 거쳐 진행되는데, 먼저 보행이 어려워집니다. 걷는 속도가 느려지고, 보폭이 좁아지며, 장거리를 걸을 수 없게 됩니다. 이후 요실금이 나타나고, 마지막으로 먹는 것이 어려워집니다. 여성의 경우 절박성 요실금이 먼저 오는 경우도 있지만, 거의 대부분 이런 순서로 진행됩니다.

　치매 환자의 경우 노화에 의한 배변 실수보다 빈도가 잦고, 실수를 한 후에 스스로 대처를 할 수 없게 되는데, 자신의 잦은 실수와 대처 불가한 상태가 치매 환자의 자존심에 큰 상처를 남기게 됩니다.

배변 실수가 잦아지는 이유

배변 실수의 원인은 화장실을 찾아 갈 수 없다는 것, 그리고 옷을 벗는 시간과 배변 시기를 맞추기가 어렵기 때문입니다.

화장실을 찾아갈 수 없다는 것은 이미 설명한 것처럼 지남력장애, 인지 지도 형성 불가로 인한 것입니다. 이런 경우는 화장실로 가는 길을 알기 쉽게 표기하고 장애물이 없도록 하는 것이 도움이 됩니다.

또한 두정엽에 장애가 생겨 공간 지각력이 저하되면 옷을 입고 벗는 것이 어려워질 수 있습니다. 그렇기에 화장실에 가서 제때 탈의를 하지 못해 배변 실수가 일어나는 것입니다.

간혹 의미 기억 능력 저하로 변기의 사용법을 알지 못해 실수를 하는 일도 있습니다. 익숙하지 않은 공간에 갈 때는 변기 사용 방법을 미리 알려주는 것이 좋습니다. 환자의 배변 시간대를 파악한다면 적절한 시기에 화장실에 가도록 안내할 수 있습니다.

배변 실수는 자존감의 문제

루 할머니는 배변 실수를 했지만 그 사실을 기억하지 못하는 경우라고 할 수 있습니다. 하지만 자신의 배변 실수를 기억하는 경우, 이를 인정하고 싶지 않아서 '실수하지 않았다'고 말하는 경우도 있을 수 있습니다.

배변 실수는 누구에게나 부끄러운 일입니다. 루 할머니도 대변이 묻은 속옷을 세탁하지 않고 그냥 숨겨버렸는데, 이는 자신의 실수에 수치심을 느끼고 이를 다른 사람에게 들키고 싶지 않기 때문이라고 할 수 있습니다. 실수를 인정하고 싶지 않은 마음으로 인해 적절한 대처를 하지 못한 것입니다.

배변 문제는 인간의 존엄과 관련이 있습니다. 특히 남성의 경우, 성인용 기저귀를 사용하는 것에 큰 저항감을 가진 경우가 있습니다. '기저귀 따위는 필요 없어!', '내가 실수했다는 것을 다른 사람에게 말할 수 없어!'와 같은 마음이 있기 때문에, 내적 갈등을 겪는 것입니다.

분명 자기 생각처럼 움직여지지 않는다는 것은 괴로운 일입니다. 배변 실수로 인해 간병인 역시 매우 힘들지만, 치매 환자 입장에서는 자존심이 크게 상처를 입는 문제라는 것을 기억해야 합니다.

자택 간병의 한계점, '농변'

가족들이 배변 문제를 해결하는 것은 매우 부담스러운 일입니다. 특히 환자가 대변을 손으로 만지는 '농변'이 시작되면 더욱 어려워지는데, 농변은 몸에 묻은 대변으로 인해 기분이 좋지 않아져서 이를 닦아내기 위해 벽에 문지르거나, 노화로 인해 변비가 생겨 대변이 딱딱해지면 이를 빼버리기 위해 손으로 엉덩이 부분을 만지는 행위를 포함합니다.

정기적으로 화장실로 안내해서 배변을 할 수 있도록 하면 스스로 변을 빼내려는 행동을 줄일 수 있습니다. 규칙적인 식사와 배변 활동을 하는 것이 중요합니다. 대변이 묻어 기분이 좋지 않아지는 경우는, 기저귀를 빨리 교체하는 방법으로 위화감이 들지 않도록 하는 것이 필요합니다.

하지만 농변은 가족들이 쉽게 대응하기가 어렵고, 무엇보다 실내 환경이 불결해지는 문제가 있습니다. 경우에 따라 증상이 심해져 식욕 억제가 불가능하게 되면 환자가 대변을 먹는 일도 발생할 수 있기에 주의가 필요합니다.

먹을 수 없는 것을 입에 넣는 이유

먹을 수 없는 것을 먹는 것을 '이식'이라고 합니다. 이식은 치매에서 자주 나타나는 증상으로, 잘못하면 질식 하거나 중독이 될 수 있는 위험이 있습니다.

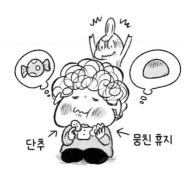

이식의 원인은 명확하게 말할 수 없지만, 눈 앞에 있는 것이 먹을 것인지 아닌지를 판단할 수 없기 때문에 일단 입에 넣는다고 생각해볼 수 있습니다. 눈에 보이는 것을 과자라고 착각해서 일단 입에 넣었는데, 미각과 후각 저하로 인해 과자가 아니라는 사실을 알아채지 못할 수도 있습니다. 이를 막기 위해 식품으로 착각하기 쉬운 것들, 특히 위험물질은 치매 환자 가까이에 두지 않아야 합니다.

또한 뇌의 기능 저하로 인해 배부름을 느끼기 어려워져서 일어날 가능성도 있습니다. 배가 고프다고 느끼기 때문에 눈 앞에 보이는 것을 먹어버리는 것입니다. 그렇기에 음식을 조금씩 나누어 자주 먹도록 하는 것이 필요합니다.

마지막으로, 불안이나 스트레스를 해소하기 위해 뭔가를 무조건 먹는 것일 수 있습니다. 입에 무언가 넣어서 느끼는 쾌감으로 스트레스를 해소하고자 하는 것입니다. 경우에 따라 이 쾌감에 크게 의존하고 있을 수 있습니다. 이런 경우라면 먹는 것 이외의 다른 활동으로 기분 전환을 할 수 있도록 하는 것이 좋습니다.

이식을 막기 위해 먹는 것을 못하게 막으면 환자는 '밥을 주지 않는다'고 생각해버릴 가능성이 있습니다. 그렇기에 이식을 무조건 막는 것이 아니라, 다른 것을 먹도록 하거나 다른 활동으로 기분을 전환시킬 필요가 있습니다.

환자의 존엄을 지키기 위해

만화에서처럼, 농변이나 이식이 나타나면 시설에서의 간병을 진지하게 생각해볼 필요가 있습니다. 가족이기 때문에 배설 문제가 생겨도 돌볼 수 있다고 생각하는 사람도 있습니다. 하지만 실제로 배설 문제는 가족이 맡기가 어렵습니다. 환자의 인권과 존엄을 생각해봐도, 가족보다는 전문가가 간병을 맡아주는 것이 더 좋은 선택일 수 있습니다. 가족이 모든 것을 끌어 안으려 하기보다, 필요한 도움을 받는 것이 좋습니다.

치매 간병은 매우 어려운 일입니다. 가족 만으로는 해결할 수 없는 문제가 많습니다. 다음 장에서는 조금 사적인 이야기, 제가 치매를 연구하게 된 이유인 우리 가족의 치매 간병 경험을 나누고자 합니다.

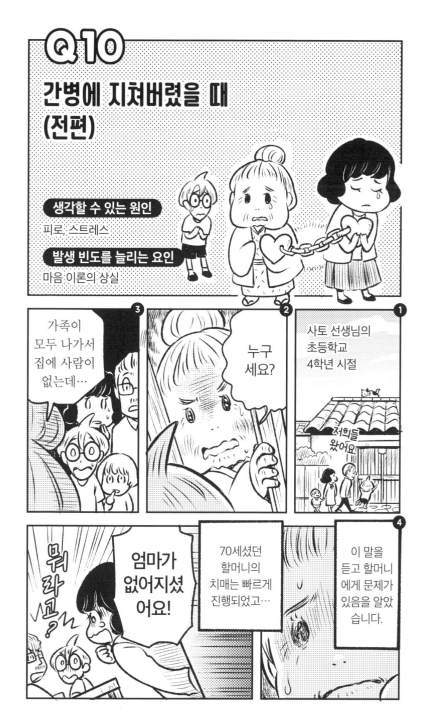

Q10
간병에 지쳐버렸을 때 (전편)

생각할 수 있는 원인
피로, 스트레스

발생 빈도를 늘리는 요인
마음·이론의 상실

① 사토 선생님의 초등학교 4학년 시절

저희들 왔어요.

② 누구 세요?

③ 가족이 모두 나가서 집에 사람이 없는데…

④ 이 말을 듣고 할머니에게 문제가 있음을 알았습니다.

70세셨던 할머니의 치매는 빠르게 진행되었고…

엄마가 없어지셨어요!

뭐 라 고!?

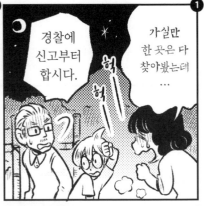

엄마!

사토 씨!

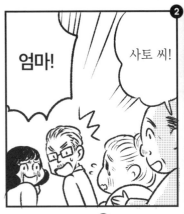

경찰에 신고부터 합시다.

가실만 한 곳은 다 찾아봤는데 ...

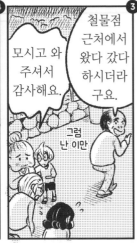

전날 밤

보글

보글 보글

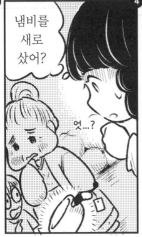

냄비를 새로 샀어?

엇...?

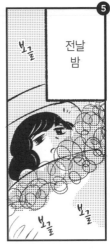

철물점 근처에서 왔다 갔다 하시더라 구요.

모시고 와 주셔서 감사해요.

그럼 난 이만

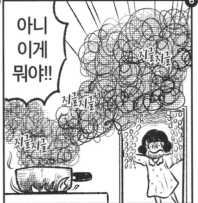

불이라도 났으면 어쩌려고!

엄마! 왜 오밤중에 국을 끓여요!

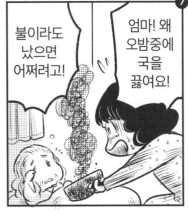

아니 이게 뭐야!!

지글지글

지글지글

지글지글

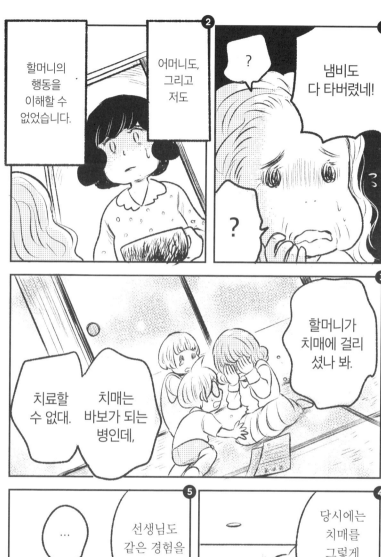

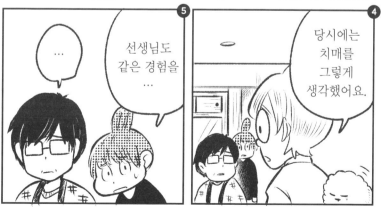

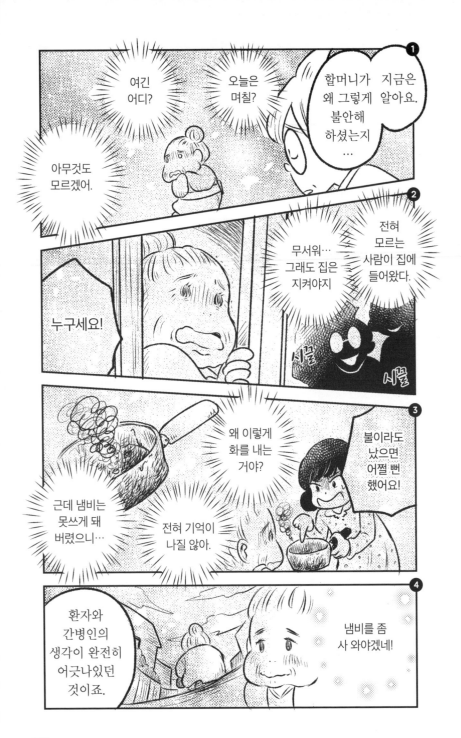

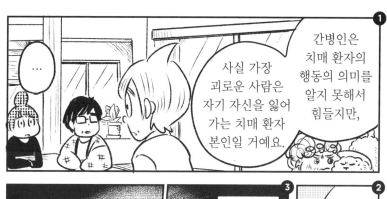

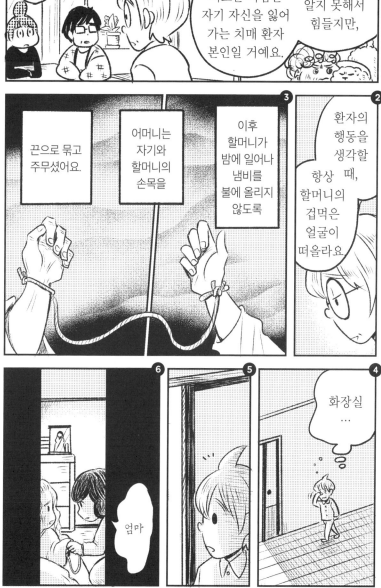

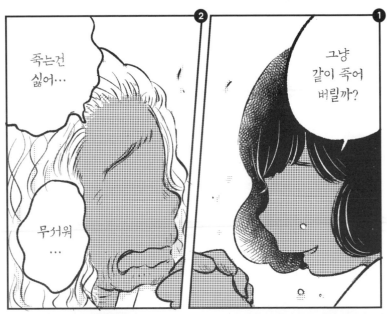

① 그냥 같이 죽어 버릴까?

② 죽는건 싫어…

무서워 …

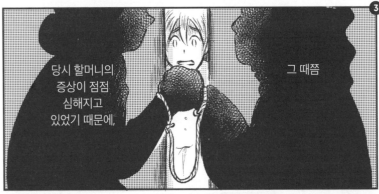

③ 당시 할머니의 증상이 점점 심해지고 있었기 때문에,

그 때쯤

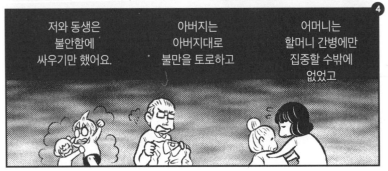

④ 어머니는 할머니 간병에만 집중할 수밖에 없었고

아버지는 아버지대로 불만을 토로하고

저와 동생은 불안함에 싸우기만 했어요.

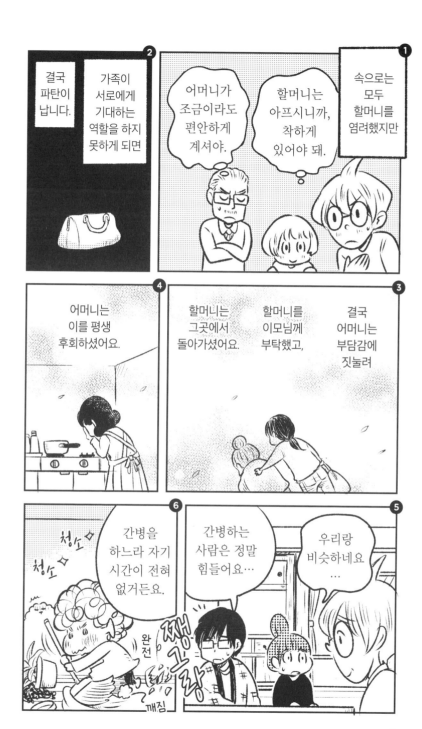

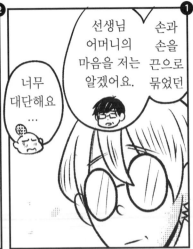

정말
그럴까요?

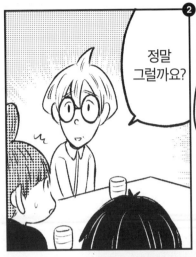

너무
대단해요
...

선생님
어머니의
마음을 저는
알겠어요.

손과
손을
끈으로
묶었던

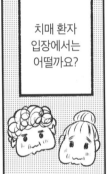

치매
환자는

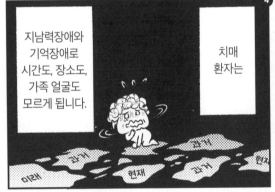

지남력장애와
기억장애로
시간도, 장소도,
가족 얼굴도
모르게 됩니다.

미래

과거

현재

과거

현재

치매 환자
입장에서는
어떨까요?

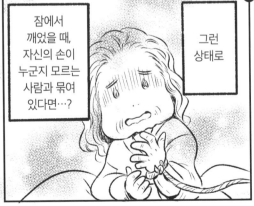

옆에
자고
있는
사람은
누구야?

왜 묶여
있는 거야?

무서워
...

잠에서
깨었을 때,
자신의 손이
누군지 모르는
사람과 묶여
있다면…?

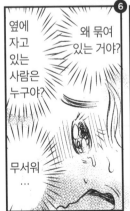

그런
상태로

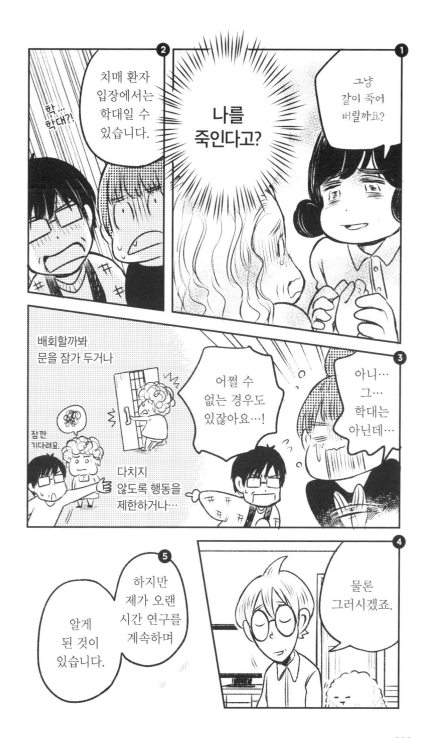

203

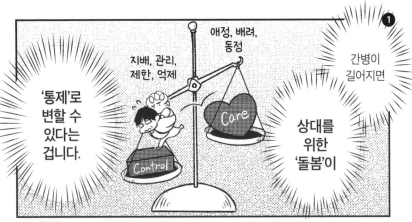

간병이
길어지면

상대를
위한
'돌봄'이

'통제'로
변할 수
있다는
겁니다.

지배, 관리,
제한, 억제

애정, 배려,
동정

Core

Control

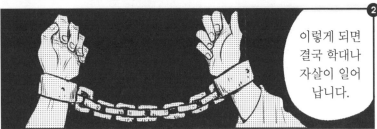

이렇게 되면
결국 학대나
자살이 일어
납니다.

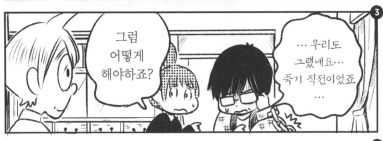

그럼
어떻게
해야하죠?

… 우리도
그랬네요…
죽기 직전이었죠
…

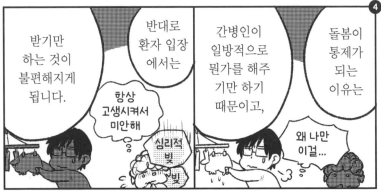

받기만
하는 것이
불편해지게
됩니다.

반대로
환자 입장
에서는

항상
고생시켜서
미안해

심리적
빚

빚

간병인이
일방적으로
뭔가를 해주
기만 하기
때문이고,

돌봄이
통제가
되는
이유는

왜 나만
이걸…

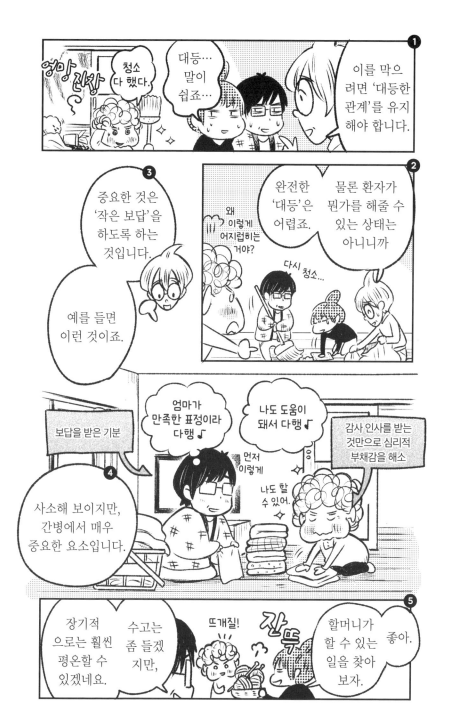

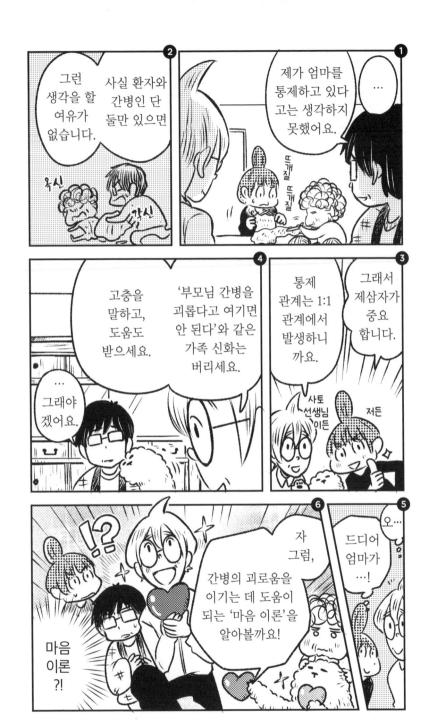

Q10
간병에 지쳐버렸을 때 (후편)

생각할 수 있는 원인

피로, 스트레스

발생 빈도를 늘리는 요인

마음 이론의 상실

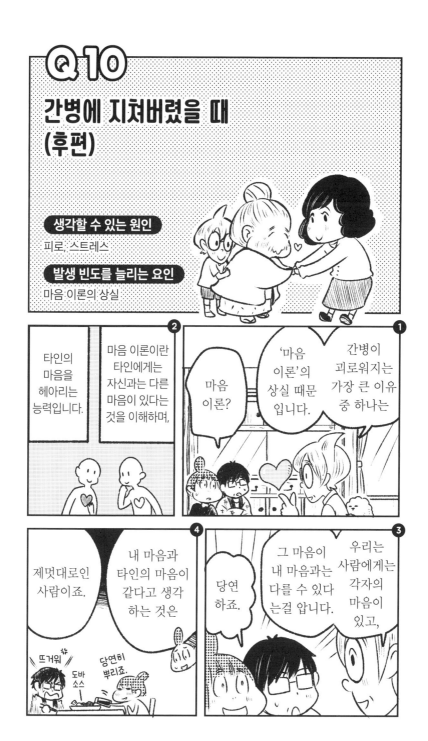

① 간병이 괴로워지는 가장 큰 이유 중 하나는

'마음 이론'의 상실 때문 입니다.

마음 이론?

② 마음 이론이란 타인에게는 자신과는 다른 마음이 있다는 것을 이해하며,

타인의 마음을 헤아리는 능력입니다.

③ 우리는 사람에게는 각자의 마음이 있고,

그 마음이 내 마음과는 다를 수 있다 는걸 압니다.

당연 하죠.

④ 내 마음과 타인의 마음이 같다고 생각 하는 것은

제멋대로인 사람이죠.

뜨거워

도바 소스

당연히 뿌리죠.

207

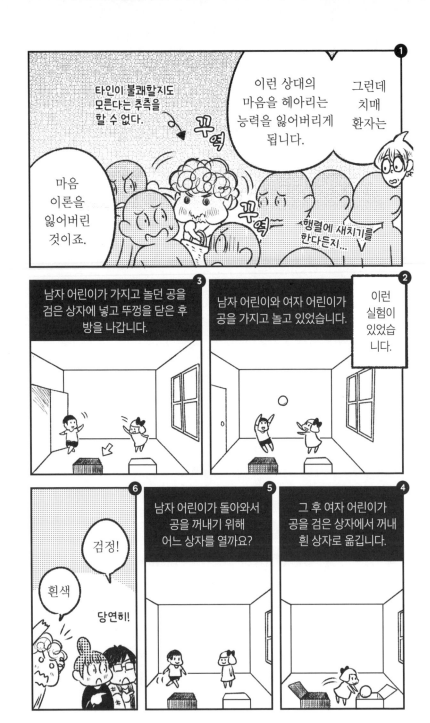

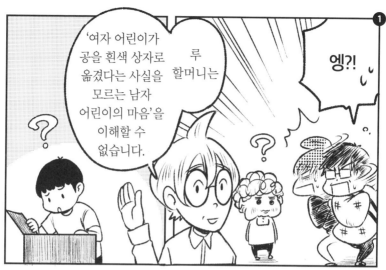

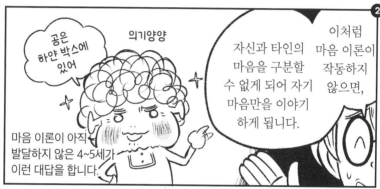

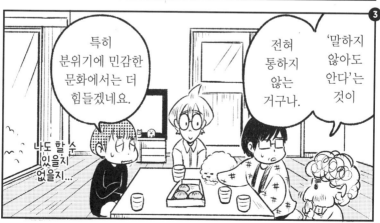

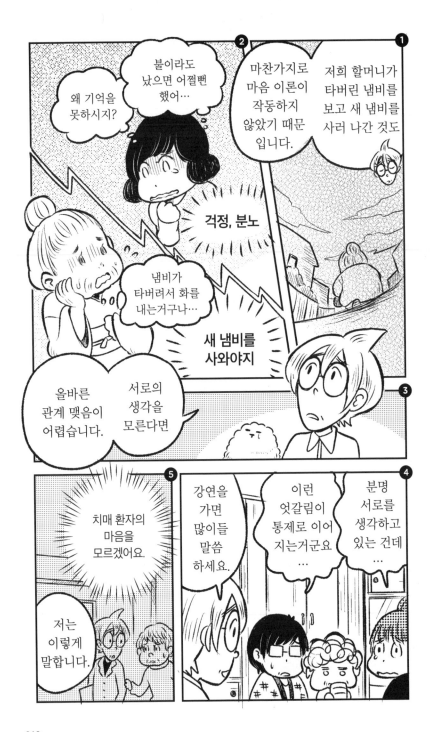

210

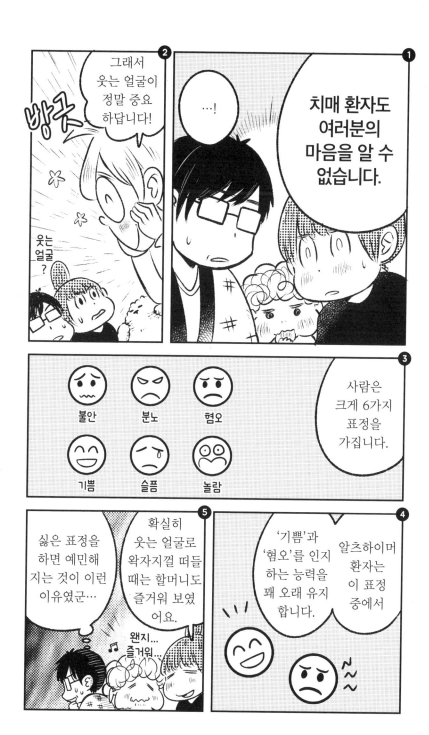

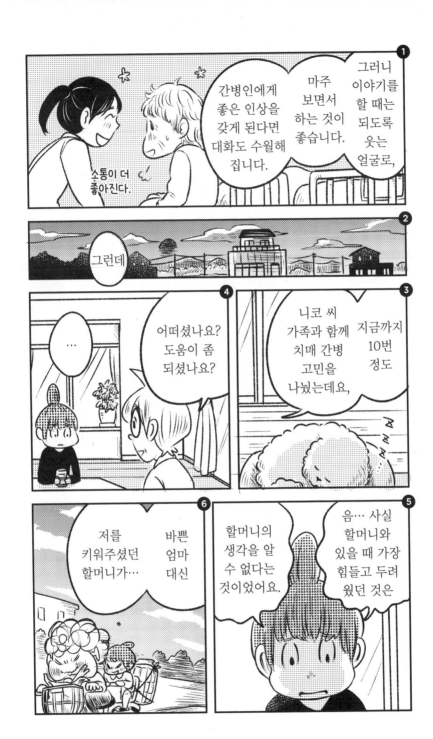

1 그러니 이야기를 할 때는 되도록 웃는 얼굴로, 마주 보면서 하는 것이 좋습니다. 간병인에게 좋은 인상을 갖게 된다면 대화도 수월해집니다.

소통이 더 좋아진다.

2 그런데

3 지금까지 10번 정도 니코 씨 가족과 함께 치매 간병 고민을 나눴는데요,

4 어떠셨나요? 도움이 좀 되셨나요?

...

5 음… 사실 할머니와 있을 때 가장 힘들고 두려웠던 것은 할머니의 생각을 알 수 없다는 것이었어요.

6 바쁜 엄마 대신 저를 키워주셨던 할머니가…

3
너무
사랑했기
때문에

괴로웠
어요

2
왜 나를
알아보지
못해?!

무슨 말을
하는거야!

이 도둑놈아!!

내 돈 내놔!

1
전혀 대화가
통하지 않는
사람처럼
변해버려서

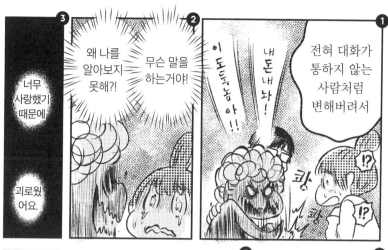

5
할머니의
감정과 행동의
이유를 알 수
있게 되어서…

치매
환자를
이해할 수
있게 되니까

그런데
선생님의
말씀을
듣고

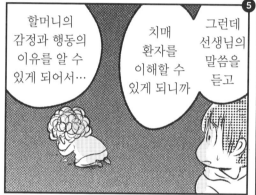

4
결국 너무
괴로워서
포기하게
됐죠.

하지만
…

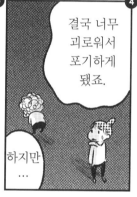

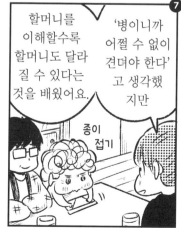

7
할머니를
이해할수록
할머니도 달라
질 수 있다는
것을 배웠어요.

'병이니까
어쩔 수 없이
견뎌야 한다'
고 생각했
지만

종이
접기

6
할머니는
여전히 할머니
였다는 것을
알게 되었어요.

드러나는
모습이
달라졌을 뿐,

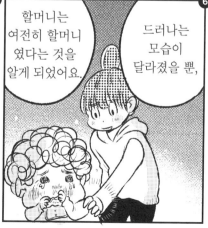

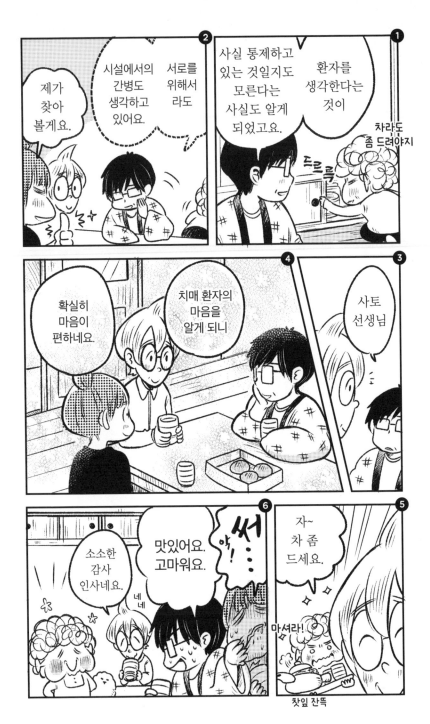

간병에 지쳐 버렸다면

1

주변 사람에게 도움을 청한다.

2

해주기만 하지 말고, 간단한 일은 부탁해본다.

3

말을 할 때에는 마주보면서 웃는 얼굴로 대화한다.

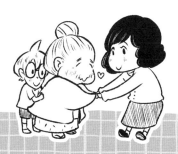

제10장

간병에 지쳐버렸을 때

제 할머니가 어머니를 낳으신 나이가 40세 정도였기 때문에, 어머니는 30대부터 할머니의 치매 간병을 시작하셨습니다. 니코 씨와 비슷한 나이에 가족을 보살피면서 치매 간병도 해야 했던 것입니다.

지금 생각해보면 어머니와 할머니의 관계는 돌봄을 주고 받는 관계가 아니라, 서로를 속박하고 통제하는 관계로 얽혀 있었습니다.

이 장에서는 치매 환자 간병의 문제인 '돌봄과 통제'에 관해 이야기를 하고자 합니다. 그리고 마지막으로 치매 환자의 행동을 이해할 수 없게 만드는 원인인 '마음 이론'을 살펴 보겠습니다.

인간관계는 Give & Take?

경제학에는 '형평 이론'이라는 개념이 있습니다. 예를 들어, 자신이 업무에 사용하는 시간이나 노력에 비해 회사가 지급하는 임금이 정당하지 않다고 느끼는 경우, 형평성에 문제가 있다고 느끼게 되는 것을 말합니다. 이런 경우, 회사 동료가 자신과 같은 급여를 받고 있음에도 자기만큼 업무를 열심히 하지 않는다는 생각이 들면 자기도 일을 게을리 하게 될 수 있습니다.

이를 심리학에 적용해보면, 인간관계 역시 'Give & Take'가 작동한다고 이해할 수 있습니다. 연인 관계를 생각하면 이해가 쉽습니다. 연인 관계는 어느 한쪽만 노력한다고 해서 관계가 지속될 수 없고, 결국은 노력하는 쪽이 괴로워서 떠나게 되기 때문입니다.

반면, 받기만 하는 쪽도 '빚'이 생깁니다. 돈을 빌리는 것을 생각해보면 이해가 쉬운데, 돈과 마찬가지로 인간관계도 준 쪽이 받는 쪽보다 우위에 서게 된다고 볼 수 있습니다. 돈 빌린 사람이 '심리적 부채감'을 느낀다고 말하는 것도 이런 이유입니다.

이를 간병인에게도 적용할 수 있습니다. 이를 통해 간병인은 자신이 치매 환자를 최선을 다해 '돌보고' 있는지, 아니면 돌봄에 대한 대가를 받기 위해 '통제'하고 있는지 알 수 있을 것입니다.

'생각처럼 되지 않는다'는 생각이 든다면, 통제가 시작된 것

인간관계는 주고 받음의 균형을 잡지 못하면 안정될 수 없습니다. 하지만 간병은 대체로 주는 쪽과 받는 쪽이 명확합니다. 간병을 받는 사람은 받을 수 밖에 없는 상황이기 때문에, 심리적 부채감이 커질 수 밖에 없습니다. 이런 상황에서 간병인이 돌봄이 아니라 통제를 할 가능성이 생깁니다.

돌봄은 '상대방을 염려하는 것'입니다. 누구나 간병 초기에는 돌봄만 생각합니다. 그러나 시간이 지나면서 상대방을 통제하기 시작합니다. 간병이 길어지다보면 환자가 내 의도대로 움직이지 않을 때 '생각처럼 되지 않는다'고 느끼게 되는데, 이 생각이 떠올랐다면 이는 돌봄이 아니라 통제가 시작된 것입니다.

이 상태가 이어지면 간병인은 자신이 환자에게 '속박되어 있다'고 느낍니다. 간병을 하느라 시달리고 있다고 생각하거나, 이 상황이 빨리 끝나버리면 좋겠다고 생각하기도 합니다. 니코 씨의 어머니는 이런 생각을 하는 자기 모습을 괴로워했지만, 사실 이는 이상한 일이 아닙니다. 아마 간병인 대부분이 같은 생각을 하고 있을 것이기 때문입니다.

행동의 원인을 생각하기

그렇다면 어떻게 하는 것이 좋을까요? 앞서 환자의 심리적 부채감을 줄이는 방법을 소개했습니다. 그러나 더 중요한 것은 환자가 왜 이런 행동을 하는지 생각해보는 것입니다.

물론 돌봄이 통제가 될 수 있다는 것을 인식하고 있는 것이 필요합니다. 그래서 '아, 지금 이건 통제하는 것 같으니 멈춰야겠다'는 생각이 들었다면, 즉시 그 행동을 멈춰야 합니다. 하지만 간병을 하다 보면 어쩔 수 없이 통제를 하게 되는 경우가 있습니다. '가만히 계세요'와 같은 말도 사실은 통제이고, 움직이는 방향을 바꾸는 것도, 환자가 자유 의지로 하는 행동을 멈추는 것도 통제입니다. 그러나 위험한 행동이라고 판단이 된다면 이를 통제하는 것은 필요합니다.

이런 상황을 마주했을 때, 환자가 왜 이런 행동을 하는지 생각해 볼 필요가 있습니다. 앞서 설명한 것처럼, 치매 환자의 행동에는 이유가 있습니다. 만약 치매 환자가 밖을 나가려고 할 때, 단지 '위험하니까', '넘어질 수 있으니까'와 같은 이유로 무조건 막는다면 이것은 통제입니다. 행동을 멈추게 하면서 동시에 그 행동의 원인을 생각해보고, 그 원인을 해결하기 위한 다른 방법을 제시할 수 있어야 합니다. 8장에서 다룬 사례처럼, '돌아가신 아버지를 만나러 간다'는 이유로 밖에 나가고자 한다면, 아버지 사진을 함께 보며 이야기를 하는 방법을 사용할 수 있습니다. 이것이 통제가 아닌 돌봄입니다.

돌봄이 통제가 되는 것은 마음이 어긋나기 때문

돌봄과 통제의 경계 문제는 치매 뿐만 아니라 다른 간병 활동에서도 나타납니다. 그러나 다른 병과는 다르게 치매 환자는 의사소통이 어렵습니다. 그렇기에 더욱 행동의 원인을 생각해야 합니다.

만화에서 냄비를 태운 일화를 통해 치매 환자와 간병인이 서로의 마음을 알 수 없어 일어나는 일을 소개했습니다. 할머니는 어머니의 불안과 분노를 전혀 이해하지 못했고, 어머니는 할머니가 타버린 냄비에 신경을 쓰고 있다는 사실을 알지 못했습니다. 그래서 할머니가 사라진 이후, '혹시 냄비를 사러 간 것이 아닐까?'라고 생각하지 못한 것입니다.

어머니는 그저 할머니가 냄비를 태운 다음 날 이유 없이 행방불명이 되었다고 생각했고, 할머니를 통제하지 못했다고 생각해서 더 강력한 통제를 위해 할머니와 자신을 끈으로 연결하고, 급기야 그냥 같이 죽어버리겠다고 생각하게 된 것입니다. 즉, 치매 환자의 마음을 전혀 이해하지 못했기 때문에 심한 통제를 하게 된 것입니다.

사회적 인지 기능 저하와 '마음 이론'

상대방과 나는 다른 마음을 가지고 있다는 것을 이해하고, 상대방의 마음을 헤아릴 수 있는 능력을 심리학에서는 '마음 이론'이라고 합니다. 마음 이론은 어린이의 성장이나 발달장애 연구에서 중요하게 다루어지고 있으며, 많은 연구가 진행되고 있습니다. 위 사례에서, 할머니는 마음 이론을 잃어버린 상태이기 때문에 어머니의 불안을 읽어낼 수 없었던 것입니다.

왜 치매 환자는 마음 이론을 잃어버리는 걸까요? 앞서 소개했던 인지 기능적 측면으로 보면, 전두엽이 관장하는 사회적 인지 기능 저하가 가장 큰 원인이라고 할 수 있습니다. (19페이지 참조) 사회적 인지 기능은 고도의 능력으로, 여러가지 뇌 기능이 복합적으로 연결되어 있습니다. 사회적 인지는 상대방의 표정이나 말투, 몸짓 등으로 상대방의 마음을 이해하여 상황에 맞는 적절한 행동을 하는 능력입니다. 전두측두엽 치매의 경우는 발병 초기부터, 알츠하이머형 치매는 발병 중기부터 이 기능을 잃어버리게 됩니다.

이 능력이 저하되면 말의 속뜻을 파악하지 못하게 되어, 비꼬는 것이나 비유를 이해할 수 없게 되고, 상대방의 표정에서 감정을 읽는 것도 어려워집니다. 공감 능력도 떨어지기 때문에 아무렇지도 않게 새치기를 하거나 슬픈 상황에서도 혼자 웃기는 이야기를 하는 등의 소위 '분위기 파악을 못하는' 말과 행동을 하기도 합니다. 이로 인해 주변 사람들은 불편감을 겪고, 그렇게 점점 고립되는 것입니다. 이런 일이 모두 타인과 자신이 다른 마음을 가지고 있음을 이해하지 못하는 '마음 이론'의 부재로 인해 발생합니다.

먼저 이야기를 들어주자

치매 환자는 간병인의 마음을 알지 못하기 때문에, 간병인이 먼저 치매 환자의 세계로 들어가야 합니다.

방법은 '치매 환자의 이야기를 듣는 것'입니다. 처음에는 대부분 자기 자랑 같은 이야기만 합니다. 그러나 이야기를 들으며 조금씩 맞춰가다보면, 환자는 안정감을 느끼고, 간병인과 의사소통을 할 수 있게 됩니다.

일상적 대화도 듣고있기만 하면 지루하고, 말할 기회가 없으면 참여가 어렵습니다. 좋은 관계를 만들기 위해서는 서로 상대가 이야기 할 순서를 존중해줘야 합니다. 이를 위해 치매 환자의 이야기를 웃는 얼굴로 들어주는 것이 중요합니다. 사회적 인지 기능이 저하된 치매 환자는 상대방의 웃거나 화내는 표정만 인식할 수 있습니다. 그러니 당장 기분이 좋지 않을지라도 웃는 얼굴로 대하는 것이 좋습니다. 그렇게 신뢰를 쌓다보면 치매 환자가 간병인에게 좋은 인상을 가지게 되고, 대화를 하며 마음의 안정도 얻을 수 있게 됩니다. 이를 통해 간병도 조금 수월해질 수 있습니다.

간병을 보람으로 여기지 말자

간병은 생각만해도 어려운 일입니다. 간병을 하는 사람들은 주로 힘들지 않다고 말하지만, 사실 간병은 시간적으로나 체력적으로 힘든 일입니다. 간병인이 이렇게 말하는 이유는, 아마 자신도 긍정적으로 생각하기 위함일 것입니다.

가족이 간병을 해야 좋다는 소위 '가족 간병 신화'로 인해 의무감을 가지고 간병을 하게 되는 것은 괴로운 일입니다. 완벽하게 하려고 하면 할수록 돌봄이 아닌 통제가 될 가능성도 높습니다.

경추 손상으로 인해 걸을 수 없게 된 남편을 간병하는 분과 이야기를 나눈 적이 있습니다. 그분은 저에게 '제가 간병을 하고 있는건 아닙니다. 단지 함께 생활하는 사람이 스스로 화장실에 갈 수 없을 뿐입니다. 내가 간병을 하고 있다고 생각하면 괴로워질 뿐이죠'라고 말했습니다. 이렇게 매일 식사를 준비하는 것 같은 마음으로 간병을 하는 것이 이상적이라고 할 수 있습니다.

하지만, 대화가 어려운 치매 환자의 간병을 '평범한 생활'이라고 받아들이는 것 자체가 어렵습니다. 그렇기에 치매 간병은 간병 중 너무 힘든 상황을 마주하게 된다면, 반드시 다른 사람에게 도움을 구해야만 합니다.

끝까지 루 할머니를 돌보겠다는 니코 씨 어머니의 마음은 소중합니다. 하지만 이 마음이 스스로를 괴롭게 하는 것은 그것대로 슬픈 일입니다. 그렇기에 니코 씨를 포함한 주변 사람들이 어머니를 도와야 합니다.

혼자 간병을 하는 사람은 마음의 여유가 없어지게 되고, 그래서 자신이 환자를 돌보고 있다는 마음도 옅어지게 됩니다. '레스핏 케어'respite care는 간병인에게 휴식을 줄 수 있는 제도인데, 이를 활용하여 간병인과 치매 환자가 적당한 거리를 가질 수 있는 방식을 생각해보는 것도 좋습니다.

치매 간병을 지원하는 기관은 생각보다 많습니다. 특히 전문가는 다양한 지원 방법을 알고 있기 때문에, 지역의 치매안심센터나 환자 모임에 가서 정보를 얻는 것이 좋습니다. 이런 모임에 참여하여 자기 이야기를 하는 것만으로도 기분 전환을 할 수 있습니다.

환자의 상태가 편해질수록, 돌보는 가족들도 편해집니다. 동시에 돌보는 가족이 편해야 돌봄이 통제로 변하지 않게 됩니다.

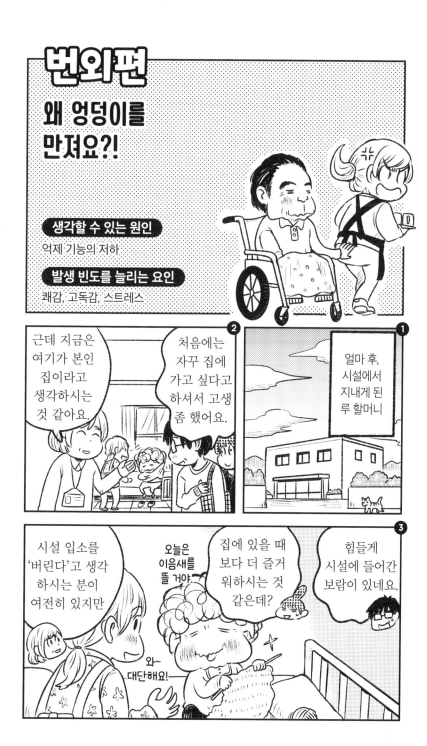

번외편
왜 엉덩이를 만져요?!

생각할 수 있는 원인
억제 기능의 저하

발생 빈도를 늘리는 요인
쾌감, 고독감, 스트레스

① 얼마 후, 시설에서 지내게 된 루 할머니

② 처음에는 자꾸 집에 가고 싶다고 하셔서 고생 좀 했어요.

근데 지금은 여기가 본인 집이라고 생각하시는 것 같아요.

③ 힘들게 시설에 들어간 보람이 있네요.

집에 있을 때 보다 더 즐거워하시는 것 같은데?

오늘은 이음새를 뜰 거야.

와~ 대단해요!

시설 입소를 '버린다'고 생각 하시는 분이 여전히 있지만

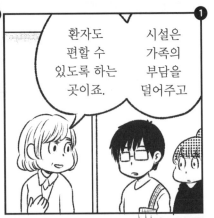

② 그러니 '옳은 선택을 했다'고 생각하셔도 됩니다.

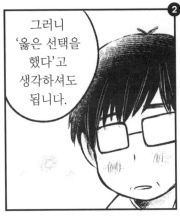

① 시설은 가족의 부담을 덜어주고

환자도 편할 수 있도록 하는 곳이죠.

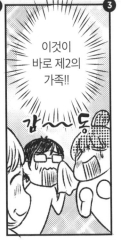

⑤ 부들 부들

진정해 진정해

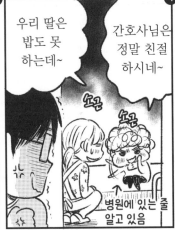

④ 우리 딸은 밥도 못 하는데~

간호사님은 정말 친절 하시네~

소곤 소곤

병원에 있는 줄 알고 있음

③ 이것이 바로 제2의 가족!!

감~동

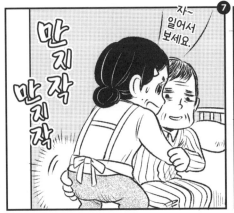

⑥ 다들 너무 대단 하시다~

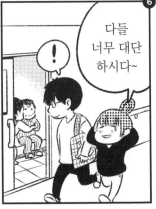

⑦ 만지작 만지작

자~ 일어서 보세요.

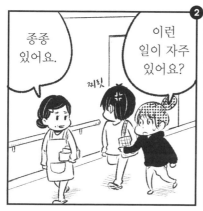

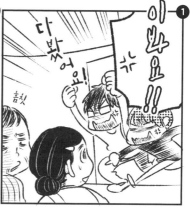

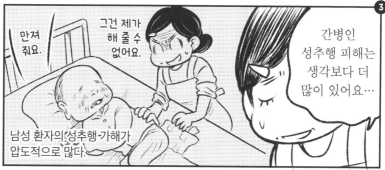

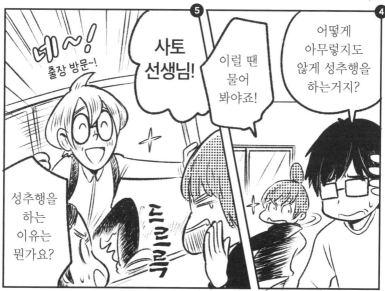

227

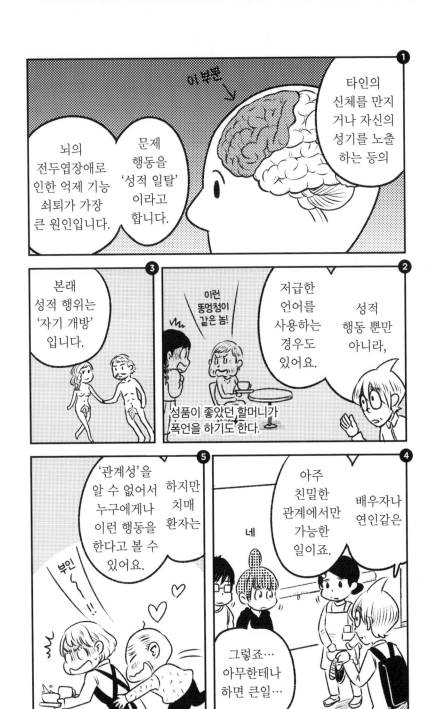

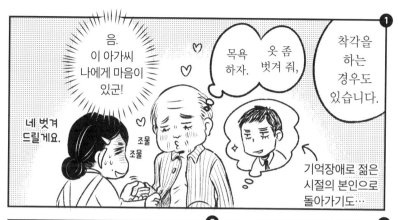

음.
이 아가씨
나에게 마음이
있군!

목욕
하자.

옷 좀
벗겨 줘,

착각을
하는
경우도
있습니다.

네 벗겨
드릴게요.

조물
조물

기억장애로 젊은
시절의 본인으로
돌아가기도…

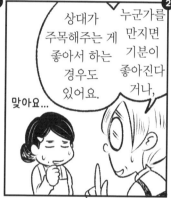

조금
달라요.

싫어하는
반응이잖아요?
애도 아니고
…

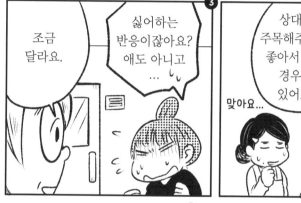

상대가
주목해주는 게
좋아서 하는
경우도
있어요.

누군가를
만지면
기분이
좋아진다
거나,

맞아요...

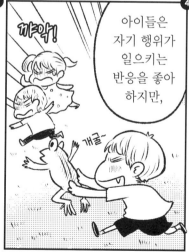

그냥 누가
나에게 주목
하는 것이
좋은겁니다.

치매 환자는
그렇게 복잡
하게는 생각할
수 없어요.

하지마세요.

아~제발

그래서 부정적
반응도 칭찬처럼
생각한다.

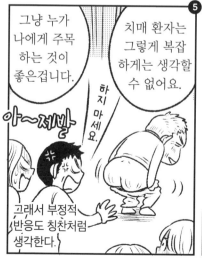

아이들은
자기 행위가
일으키는
반응을 좋아
하지만,

끼약!

개굴~

229

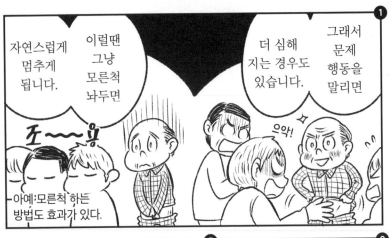

①

자연스럽게 멈추게 됩니다.

이럴땐 그냥 모른척 놔두면

더 심해 지는 경우도 있습니다.

그래서 문제 행동을 말리면

으악!

조~~용

－ 아예 모른척 하는 방법도 효과가 있다.

②

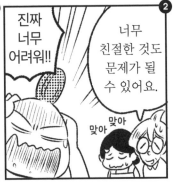

③

참는 분들이 많죠.

참아 보려고도 했지만…

입소자 들을 생각해서

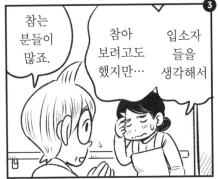

진짜 너무 어려워!!

너무 친절한 것도 문제가 될 수 있어요.

맞아 맞아

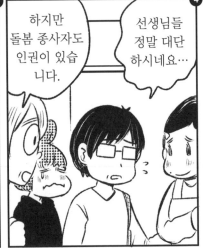

⑤

인권이 무시당하는 일을 당했다면 반드시 바로 잡아야 합니다.

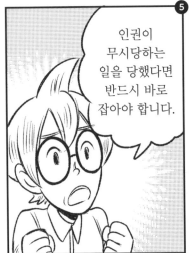

④

하지만 돌봄 종사자도 인권이 있습 니다.

선생님들 정말 대단 하시네요…

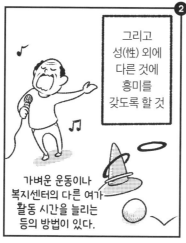

① 간병은 되도록 같은 성별이 맡고

방에 둘만 있는 상황은 피할 것

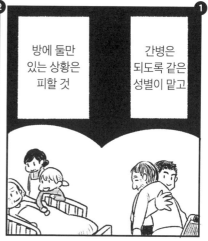

② 그리고 성(性) 외에 다른 것에 흥미를 갖도록 할 것

가벼운 운동이나 복지센터의 다른 여가 활동 시간을 늘리는 등의 방법이 있다.

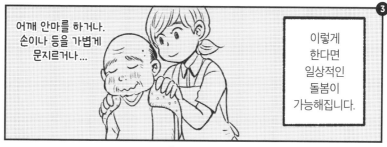

③ 이렇게 한다면 일상적인 돌봄이 가능해집니다.

어깨 안마를 하거나. 손이나 등을 가볍게 문지르거나…

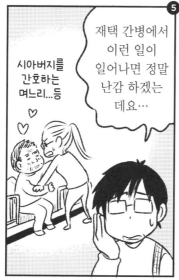

④ 휴… 근데 정말 억제 기능 저하 때문에 일어나는 일이면 차라리 괜찮아요.

기능 저하를 연기하는 사람도…

아니 그건 너무한거 아니냐고!!!

지금 당장 그만두세요!!

훌쩍

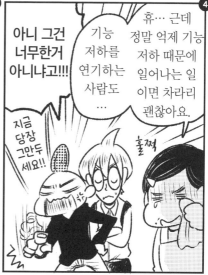

⑤ 재택 간병에서 이런 일이 일어나면 정말 난감 하겠는데요…

시아버지를 간호하는 며느리…등

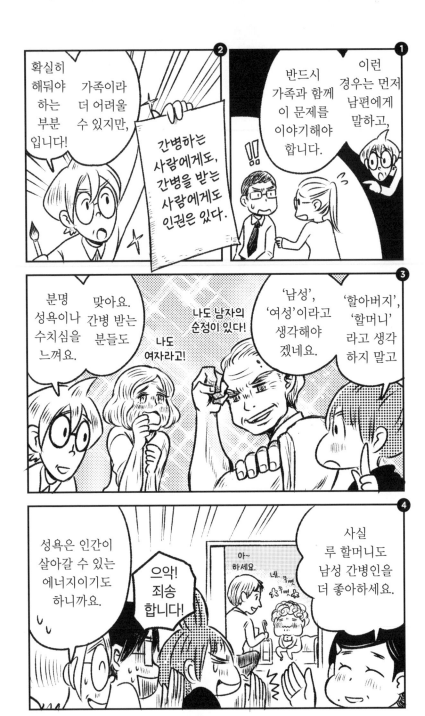

신체를 만지거나
추잡한 말을 하는 경우

1

과도한 반응을 하지 않는다.

2

싫은 건 싫다고 확실히 전달한다.

3

가족들과 상의하고, 가능하면 동성을 간병한다.
(성소수자라면 그에 맞게 간병인을 바꾼다.)

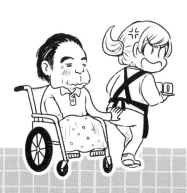

왜 엉덩이를 만져요?!

주변 사람들의 신체를 만지거나, 본인의 성기를 노출하거나, 노골적인 성적 대화를 시도하는 등 사회 통념으로 받아들일 수 없는 행위를 하는 것을 '성적 일탈'이라고 합니다. 특히 남성 환자에게 많으며, 간병인을 난처하게 만드는 주변증상 중 하나입니다. 이번 장에서는 성적 일탈이 일어나는 이유와 바람직한 대처를 알아보겠습니다.

행동 억제의 어려움

성적 일탈의 가장 주된 원인은 4장에서 설명한 억제 기능 저하 때문입니다. 전두엽장애로 인해 사회적 상황에서 화를 통제하지 못하게 되는 것처럼, 성적 행동을 억제하지 못하게 되는 것입니다. 9장에서 설명한 이식도 식욕을 억제하지 못해서 일어나는 일인데, 이와 마찬가지입니다.

하지만 이식과는 달리, 성적 일탈은 대상이 존재한다는 문제가 있습니다. 성적 일탈은 상대방의 인권을 침해하고 마음에 상처를 주기 때문에 더 큰 문제가 됩니다.

성욕 이외의 원인

성적 일탈은 성욕으로 인해 발생하지만, 성욕 이외의 욕구 불만이 성적 행동으로 나타나는 경우도 있습니다. 쉽게 말해 무언가 맘에 들지 않거나 스트레스를 받았을 때, 이런 행동이 나타날 수 있다는 것입니다. 이런 경우는 성적 일탈 행위의 발생 시기와 빈도를 관찰하여 스트레스의 원인을 제거하는 방법으로 대처할 수 있습니다.

만화에서 소개한 사례처럼 상대방과의 관계성을 알지 못하기 때문에, 친근함의 표현으로 성적 접촉을 하는 경우도 있습니다. 이런 경우는 손을 잡거나 어깨를 안마하는 정도로 친근감을 표현하면 증상이 감소하기도 합니다. 이 방법은 타인과 충분히 관계를 맺지 못하는 것이 스트레스의 원인이 된 경우에 효과적입니다.

성적 일탈 행동에 대한 타인의 반응이 긍정적으로 작용하여 계속 만지거나 자신의 성기를 노출하는 경우, 4장에서 소개한 응용행동 분석 요법을 활용하여 성적 일탈 행동이 나타나는 동안 거리를 두는 것이 좋습니다. 상대가 자신의 행동에 아무런 반응을 하지 않는다는 것을 알게 되면 행동의 빈도가 줄어들게 됩니다.

친절함이 역효과를 가져오기도 한다

돌봄 종사자는 대부분 직업 소명감으로 인해 환자의 문제 행동을 감싸거나, 기분 나쁜 상황에서도 참는 경우가 많습니다. 하지만 돌봄 종사자 역시 인권이 있습니다. 인권에 문제가 되는 일이 생긴다면 단호하게 거부하는 것이 옳습니다.

다만, 단호한 거부를 오히려 칭찬으로 받아들여 문제 행동이 증가할 수 있고, 너무 날카로운 말투로 인해 환자가 불안정해질 가능성도 있습니다. 적당한 목소리와 톤으로 '그만하세요'라고 말하고 거리를 두거나 다른 것에 주의를 돌리도록 하는 것이 적절합니다.

되도록이면 동성 간병을 하는 것이 좋고, 몸을 움직일 수 있는 활동을 시키는 것도 도움이 됩니다. 특히, 남성 1인 병실에 여성 간병인이 들어가 친절하게 말을 거는 상황은 만들지 않아야 합니다.

간병인에게 성추행이나 성폭행에 노출되지 않도록 스스로 조심할 것을 요구하는 것은 어불성설입니다. 성적 일탈 행동의 원인이 반드시 성욕 때문이 아닐 수 있다는 것은 다양한 연구를 통해 밝혀졌지만, 기본적으로 치매 환자의 행동에는 그 사람의 인생 경험이 드러납니다. 이는 바꿔 말하면 '개인 공간에 여성과 단 둘이 있는 것은 성적 행위가 가능한 상황'이라는 생각을 가지고 살아온 치매 환자의 생각을 바꿀 수 없다는 말이기도 합니다. 그렇기에 사고가 발생하지 않도록, 환자와 간병인 모두가 편안할 수 있는 구조를 만드는 것이 무엇보다 중요합니다.

노인도 성욕이 있다

시설에서 지내는 남성 환자 대부분은 젊은 여성을 좋아하고, 반대로 여성 환자 대부분은 젊은 남성을 좋아합니다. 무의식적으로 성적 대상에 시선이 향하는 것이라 할 수 있습니다. 그리고 이것은 삶의 의욕과도 연결되는 것이기 때문에, 부정할 수 없는 사실입니다.

치매 사례는 아니지만, 양로원에서 생활하는 100세 남성이 식사 시간에 옆에 앉은 70대 여성을 만지고 말을 거는 일이 있었습니다.

불쾌감을 느낀 여성이 남성의 가족들에게 해결을 촉구했고, 결국 남성 노인은 다른 시설로 옮겨졌습니다. 또, 제가 대학에서 노인 행동학 강의를 했을 때 청강하러 왔던 80대 남성이 수업 감상문에 '저는 성적 욕구가 강해 힘듭니다. 노인들도 이런 상황을 겪는다고 가르쳐주세요'라고 적은 일도 있었습니다.

대체로 노인이 되면 성욕이 없을 것이라 생각합니다. 하지만 그렇지 않습니다. 이는 우리의 인식 변화가 필요한 부분입니다. 노인도 성욕이 있고, 수치심이 있습니다.

여성 환자는 남성 간병인이 자기 몸을 만지면 부끄러워합니다. 상대를 '남성'으로 인식하기 때문입니다. 반대로 남성 환자는 여성 간병인이 몸을 만지면 좋아합니다. 이 점을 깊이 생각하고 간병 계획을 세우는 것이 중요합니다.

가족의 치매 증상에 대해 서로 이야기하자

가족 간병에서 성적 일탈이 문제가 되는 경우는 주로 며느리가 시아버지를 간병하는 경우입니다. 한 사례에서, 목욕이나 옷을 갈아입을 때, 시아버지가 며느리의 엉덩이나 가슴을, 심할 때는 성기를 만지는 경우도 있었습니다. 며느리가 이 문제를 남편과 상의했지만, 남편은 '아버지가 그럴 리 없다'라며 전혀 듣지 않았다고 합니다. 자녀의 입장에서는 부모님이 치매에 걸렸다는 것을 인정하는 것도 어렵고, 부모님에게 성욕이 있다는 것은 상상하기도 어려운 일이기 때문입니다.

이런 상황이 생기면 결국 가장 힘든 것은 며느리입니다. 간병을 하는 중에 성적 문제가 발생하면, 좋은 마음으로 돌볼 수 없게 됩니다. 이 문제를 제대로 해결하지 않은 채로 간병을 계속 하게 되면, 환자를 무시하거나 학대하는 상황까지 벌어질 수 있습니다. 자택 간병은 시설과 달리 동성 간병인으로 바꾸는 것이 어렵기 때문에 이런 상황이 발생할 위험이 더 높습니다.

이런 일이 발생한 경우, 전문가와 상담을 하고 남편에게 반드시 문제를 말해야 합니다. 서론에서 말한 것처럼, 예비 환자를 포함하여 이미 일본에만 약 1천만 명의 치매 환자가 있습니다. 치매 환자가 점점 늘어나는 이 상황에서, 치매의 특징과 치매 환자의 행동을 바르게 알고 이해하는 것이 반드시 필요합니다. 그리고 올바른 지식을 바탕으로 치매에 관해 가족과 솔직하게 이야기 할 수 있게 되어야 합니다.

또한 이런 상황을 듣게 된 남편은 아버지를 이해해야 하고, 아버지의 상태를 받아들여야 합니다. 그래야 며느리도 시아버지의 행동을 그나마 이해할 수 있게 됩니다. 이후에는 간병 분담 방법과 외부 서비스 활용 방법을 함께 고민하여 진행하는 것이 좋습니다.

작 가 의 말

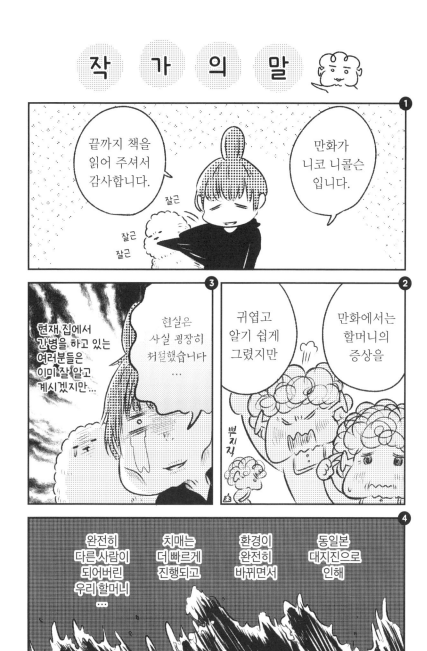

1

끝까지 책을 읽어 주셔서 감사합니다.

잘근
잘근
잘근

만화가 니코 니콜슨 입니다.

2

귀엽고 알기 쉽게 그렸지만

만화에서는 할머니의 증상을

뿌지직

3

현재, 집에서 간병을 하고 있는 여러분들은 이미 잘 알고 계시겠지만...

현실은 사실 굉장히 처절했습니다 ...

4

완전히 다른 사람이 되어버린 우리 할머니 ...

치매는 더 빠르게 진행되고

환경이 완전히 바뀌면서

동일본 대지진으로 인해

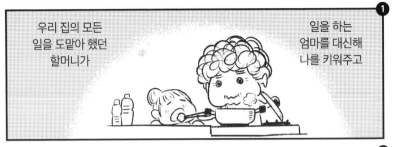

우리 집의 모든 일을 도맡아 했던 할머니가

일을 하는 엄마를 대신해 나를 키워주고

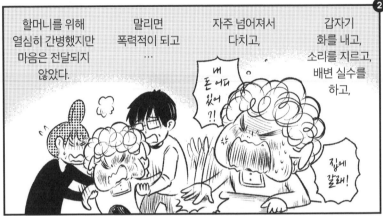

할머니를 위해 열심히 간병했지만 마음은 전달되지 않았다.

말리면 폭력적이 되고 ...

자주 넘어져서 다치고,

갑자기 화를 내고, 소리를 지르고, 배변 실수를 하고,

내 돈 어디 있어?!

집에 갈래!

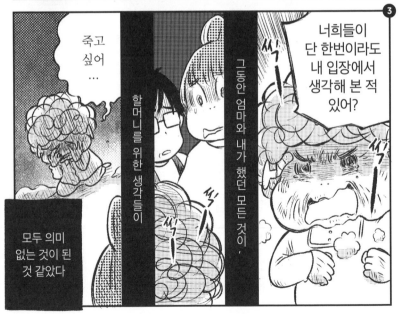

죽고 싶어 ...

할머니를 위한 생각들이

그동안 엄마와 내가 했던 모든 것이,

너희들이 단 한번이라도 내 입장에서 생각해 본 적 있어?

모두 의미 없는 것이 된 것 같았다

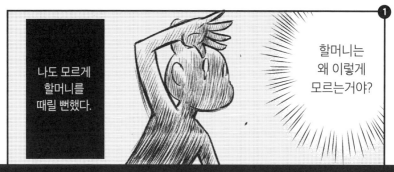

나도 모르게
할머니를
때릴 뻔했다.

할머니는
왜 이렇게
모르는거야?

하지만 그 때, 할머니의 속마음을 알 수 있었다면…

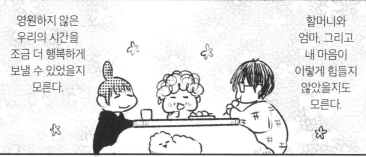

영원하지 않은
우리의 시간을
조금 더 행복하게
보낼 수 있었을지
모른다.

할머니와
엄마, 그리고
내 마음이
이렇게 힘들지
않았을지도
모른다.

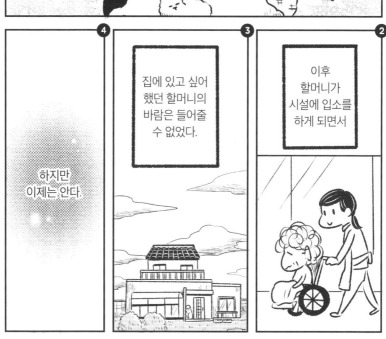

④
하지만
이제는 안다.

③
집에 있고 싶어
했던 할머니의
바람은 들어줄
수 없었다.

②
이후
할머니가
시설에 입소를
하게 되면서

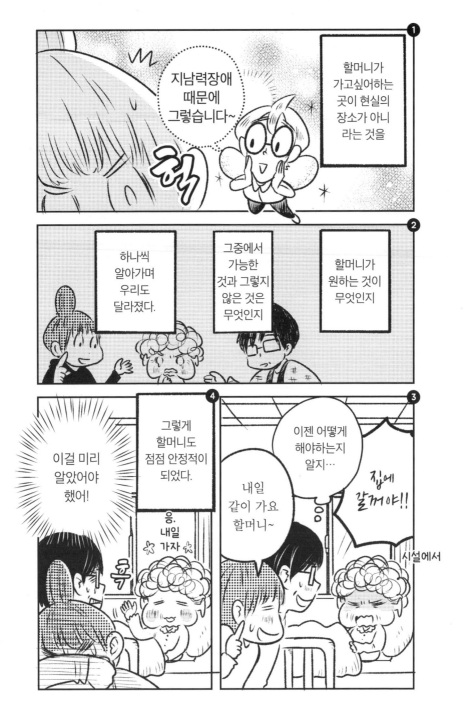

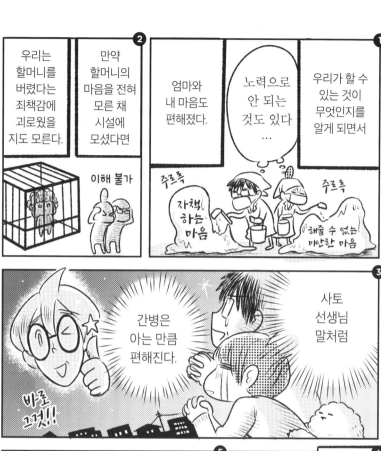

우리가 할 수 있는 것이 무엇인지를 알게 되면서

노력으로 안 되는 것도 있다 …

엄마와 내 마음도 편해졌다.

자책하는 마음

해줄 수 없는 미안한 마음

주르륵

주르륵

②

만약 할머니의 마음을 전혀 모른 채 시설에 모셨다면

이해 불가

우리는 할머니를 버렸다는 죄책감에 괴로웠을 지도 모른다.

③

사토 선생님 말처럼

간병은 아는 만큼 편해진다.

바로 그것!!

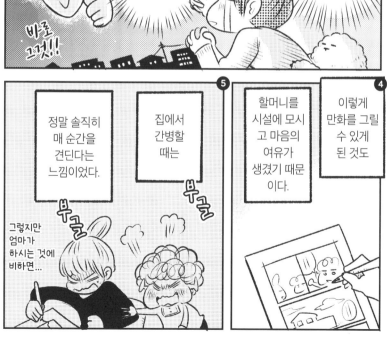

⑤

집에서 간병할 때는

정말 솔직히 매 순간을 견딘다는 느낌이었다.

그렇지만 엄마가 하시는 것에 비하면…

부글

부글

④

이렇게 만화를 그릴 수 있게 된 것도

할머니를 시설에 모시고 마음의 여유가 생겼기 때문이다.

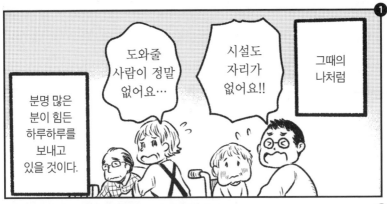

분명 많은 분이 힘든 하루하루를 보내고 있을 것이다.

도와줄 사람이 정말 없어요…

시설도 자리가 없어요!!

그때의 나처럼

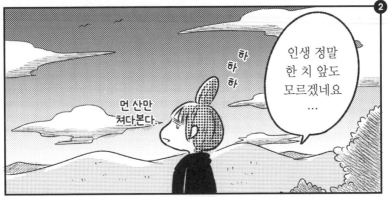

먼 산만 쳐다본다.

하 하 하

인생 정말 한 치 앞도 모르겠네요…

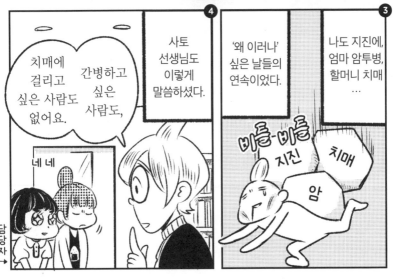

치매에 걸리고 싶은 사람도 없어요.

간병하고 싶은 사람도,

사토 선생님도 이렇게 말씀하셨다.

'왜 이러나' 싶은 날들의 연속이었다.

나도 지진에, 엄마 암투병, 할머니 치매…

비틀 비틀

지진

치매

암

네 네

담당자 →

246

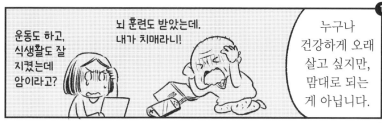

①

운동도 하고,
식생활도 잘
지켰는데
암이라고?

뇌 훈련도 받았는데.
내가 치매라니!

누구나
건강하게 오래
살고 싶지만,
맘대로 되는
게 아닙니다.

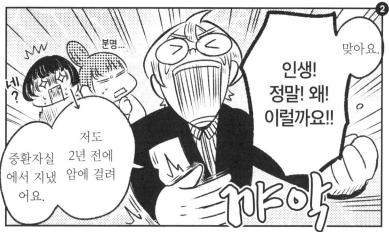

②

네
?

분명...

맞아요.

**인생!
정말! 왜!
이럴까요!!**

중환자실
에서 지냈
어요.

저도
2년 전에
암에 걸려

꺄악

④

'이렇게 했다면
좋았을걸' 하고
생각한 것들이
있지 않나요?

할머니를
간병해본
니코 씨도

③

그리고
좋은 것을
찾아야
한다는
것이죠.

경험을
통해 배워야
한다는 것,

우리가
알아야
할 것은

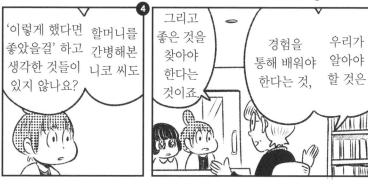

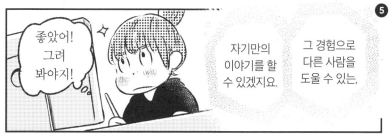

⑤

좋았어!
그려
봐야지!

자기만의
이야기를 할
수 있겠지요.

그 경험으로
다른 사람을
도울 수 있는,

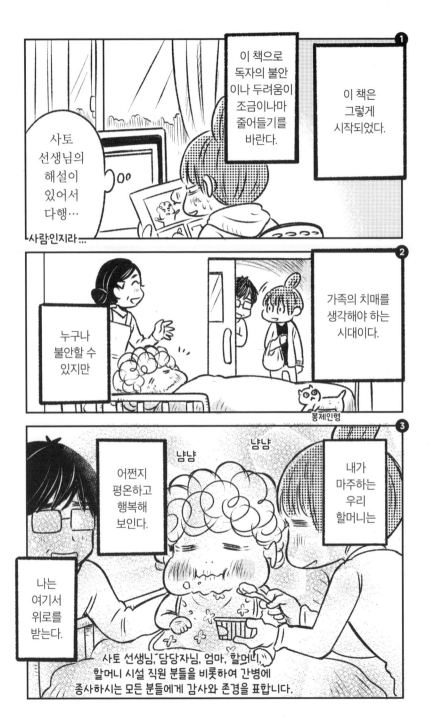

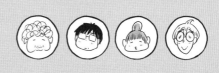

작가의 말

인생은 알 수 없는 일의 연속입니다.

몇 년 전, 대장암이 꽤 진행된 상태라는 진단을 받고 처음으로 이런 생각을 했습니다. 다행히 수술 과정에서 초기 단계였다는 것을 알게 되었지만, 6시간이나 걸린 수술과 이후 중환자실 입원 경험은 제 인생관을 크게 바꿨습니다.

중환자실에 누워 '내 고통은 나 밖에 모른다. 아무도 알아주지 않는다'는 생각으로 뜬 눈으로 밤을 보내며 깊은 고독에 빠져 있었습니다. 그러다 문득, 책에서 읽었던 '이점 발견'Benefit Finding이라는 개념이 떠올랐습니다.

암에 걸려 얻게 된 것은 무엇일까 생각해봤습니다. 그러자 나를 진심으로 걱정해주는 이들의 얼굴이 떠올랐습니다. 아내와 가족, 병원 의료진들의 헌신적인 돌봄과 염려가 느껴졌습니다.

퇴원 후, 업무적으로 만난 이들도 제 상태를 진심으로 걱정해주신 분들이 많았습니다. 저는 이를 통해 자신과 관계 없는 사람의 고통을 헤아리고 함께 해 주는 것이 얼마나 고마운 일인지를 알게 되었습니다. 이 깨달음이 저의 인생에 큰 자산이 되었습니다.

아무리 건강에 신경을 쓴다고 해도, 좋은 것을 먹고, 운동을 하고, 치매 예방을 위해 뇌 훈련을 해도 건강이 나빠지거나, 치매가 생길 수 있습니다. 인생은 계획처럼 되지 않으며, 생각하지 못한 힘든 일이 일어나기 때문입니다.

중요한 것은, 이런 일들을 통해 무엇을 배울 것인지를 생각해보는 것입니다. 병에 걸리지 않는 것이 좋고, 가족의 간병을 할 일이 없는 것이 좋은 일입니다. 하지만 내가 아프거나 가족이 아프게 된 상황을 마주한다면, 이를 새로운 경험으로 받아들이고 이 일의 긍정적인 측면을 찾는 것이 필요합니다.

이 책은 2019년 4월부터 13회에 걸쳐 치쿠마책방(筑摩書房)의 웹사이트인 'web치쿠마'에 연재한 것을 엮은 것입니다.

처음 이 작업을 시작하기로 했을 때는, 막연하게 제 연구를 니코씨 가족이 겪은 간병의 어려움과 연결하여 만화로 그리면 많은 사람들이 쉽게 읽을 수 있게 될 것이라는 기대를 했습니다. 하지만 첫 화를 읽은 후, 생각이 크게 바뀌었습니다. 만화를 통해 치매 환자와 간병하는 가족의 마음을 여러 관점으로 독자들에게 전달하는 만화의 표현력에 크게 감동을 받았기 때문입니다. 이 책은 단순히 제 연구를 읽기 쉽게 바꾼 것이 아니었습니다. 만화가 니코 씨의 재능이 뛰어나기 때문에 가능한 일이기도 했지만, 만화라는 장르의 위대함을 다시 생각해볼 수 있었습니다. 장면마다 등장하는 할머니와 어머니, 그 외 인물과 동물까지도 주제와 부제를 확실하게 전달하고 있어 독자가 이를 더 확실하고 깊이 알 수 있도록 했기 때문입니다.

게다가 만화는 문장으로는 표현하기 어려운 시간적 흐름을 그려낼 수 있다는 것도 놀라웠습니다. 덕분에 이야기의 흐름을 따라 내용을 쉽고 빠르게 알 수 있었고, 읽은 후 여운도 깊이 남았습니다.

제 모습이 만화 캐릭터로 어떻게 그려질지는 상상하지 못했는데, 만화 속의 저는 확실히 제 자신이었습니다. 물론 친구나 제가 가르치는 학생들은 캐릭터와 실물이 전혀 다르다고 했지만, 만화 속 저는 분명 실제 제 모습 어딘가에 존재하고 있습니다. 이를 놓치지 않고 표현한 니코 씨는 정말 뛰어난 만화가입니다.

이 책의 편집자는 항상 니코 씨를 칭찬했습니다. 아마 편집자가 니코 씨의 만화가로서의 재능을 가장 잘 알고 있는 사람일 것입니다. '만화가가 저보다 힘들 것 같아요'라고 이야기 했더니, 편집자가 밝게 웃으면서 '저도 그렇게 생각해요!'라고 대답하기도 했습니다. 그러니 독자 여러분도 이 책을 읽으며 만화가 니코 씨의 훌륭한 작품을 충분히 경험하시면 좋겠습니다.

만화를 연재하던 중인 2019년 겨울, 제 인생에 또 예상치 못한 일이 일어났습니다. 당시 아버지는 반신불수셨고, 어머니는 뇌전증으로 인한 의식 불명으로 입원을 하신 상태였는데, 이후 어머니의 상태가 호전되어 요양 병원에 모시려 하던 중이었습니다. 그런데, 어머니를 요양 병원에 모시기로 한 이틀 전, 동생이 갑작스럽게 뇌출혈로 사망한 것입니다.

폭풍 같은 날이 계속되었습니다. 오사카에 살고 있던 저는 치바로 달려가 동생의 상주 역할을 했고, 장례식 바로 다음날 어머니를 요양 병원에 모셨습니다. 이후 사망 보험금 및 기타 서류 작업을 위해 관공서와 은행을 돌아다니며 정신없는 연말을 보냈습니다. 이때만큼 시간이 빨리 흐른 적이 없었던 것 같습니다.

동생의 장례식에서, 저는 "동물을 사랑했고, 부모님을 지극정성으로 간호했던 동생이 부모님을 먼저 보낼 수 없어 자신이 먼저 가서 기다리는 것 같다"고 이야기 했습니다. 이 말을 듣고 친척 한 분이 화장실로 달려가 통곡했던 것이 기억납니다. 하지만 저는 정말 그렇게 생각하기로 했습니다. 그래서 슬픔을 달랠 수 있었습니다.

 '과학적 증거'가 의료계 뿐 아니라 간병 돌봄 영역에서도 요구되기 시작했습니다. 이론과 데이터를 바탕으로 과학적인 간병을 해야 한다는 목소리가 나기 시작했습니다. 물론 저도 '직감과 경험'만을 가지고 간병하는 것에서 과학적 식견을 바탕으로 한 간병으로의 전환이 필요하다는 것을 오랫동안 주장해왔습니다.

 하지만, 사람은 결국 자신에게 일어난 일, 예상치 못하게 마주한 일을 해결해야 합니다. 이를 위해 필요한 것은 사색과 숙고입니다. 그 결과가 비록 과학적이지 않다 해도, 자신의 깊은 사색과 숙고를 통해 나온 결론이 그 일을 납득하게 만들어 마음의 안정을 줄 것입니다. 그래서 저는 동생이 부모님과 강아지, 그리고 훗날 제가 세상을 떠났을 때 우리를 맞이하기 위해 먼저 가 기다리고 있는 것이라 믿기로 했습니다.

 이 책이 과학적 지식을 바탕으로 치매 환자의 마음을 이해하고, 환자의 상태를 편하게 해 주는 데 도움이 되기를 바랍니다. 니코 씨와 니코 씨의 가족들이 마주한 어려움을 해결하기 위해 고군분투하는 과정에서 세 사람이 마음의 안정을 찾아 조금씩 가까워지는 이야기를 통해 치매 환자와 가족, 간병 종사자, 그리고 치매 환자 간병에 불안과 막막함을 느끼는 모든 분들이 마음의 안정을 찾을 수 있게 되기를 바랍니다.

– 사토 신이치

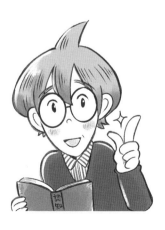

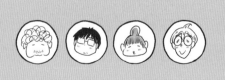

행동색인

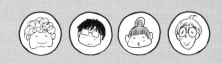

우리 가족에게 치매가 찾아왔다

초판 1쇄 발행 2022년 10월 21일

지 은 이   니코 니콜슨, 사토 신이치
옮 긴 이   김형순
발 행 처   북하이브
펴 낸 이   이길호
편 집 인   이현은
편   집   황윤하
마 케 팅   유병준·김미성
디 자 인   하남선
제   작   김진식·김진현·이난영
재   무   강상원·이남구·김규리

북하이브는 (주)타임교육C&P의 단행본 출판 브랜드입니다.

출판등록   제2020-000187호
주   소   서울특별시 강남구 봉은사로 442 75th AVENUE빌딩 7층
전   화   02-590-9800
팩   스   02-395-0251
전자우편   timebooks@t-ime.com

ISBN 979-11-91239-90-4